Cossi Paul Akogbekan

Mon Guide de Santé:

AF549113

Cossi Paul Akogbekan

Mon Guide de Santé:

Le Tandem surpuissant Chimio/Jeûne intermittent

Éditions Muse

Imprint
Any brand names and product names mentioned in this book are subject to trademark, brand or patent protection and are trademarks or registered trademarks of their respective holders. The use of brand names, product names, common names, trade names, product descriptions etc. even without a particular marking in this work is in no way to be construed to mean that such names may be regarded as unrestricted in respect of trademark and brand protection legislation and could thus be used by anyone.

Cover image: www.ingimage.com

Publisher:
Éditions Muse
is a trademark of
International Book Market Service Ltd., member of OmniScriptum Publishing Group
17 Meldrum Street, Beau Bassin 71504, Mauritius

Printed at: see last page
ISBN: 978-620-2-29586-4

Cossi Paul AKOGBEKAN

Nutrithérapie et Diététique Holistique

Mon Guide de Santé : Le Tandem surpuissant Chimio/Jeûne intermittent, qui potentialise la chimiothérapie contre les cellules cancéreuses tout en épargnant les cellules saines. Ne nous trompons pas de cible

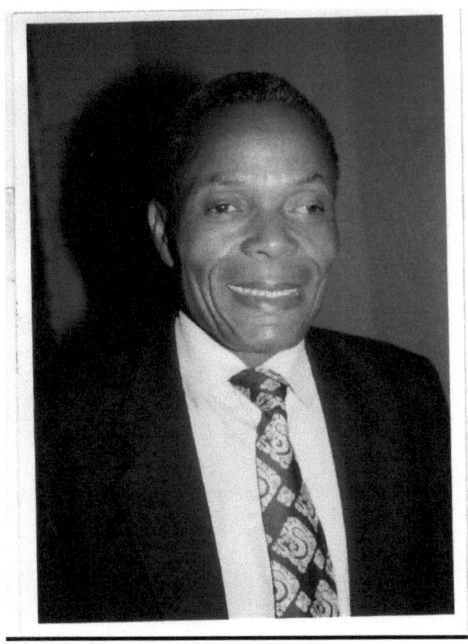

ONG "CESAR-BENIN" à Calavi

Contact : +229 95 79 29 93 / +229 97 81 57 66

E Mail : ongcesarbenin@yahoo.fr paulcakogbekan@gmail.com

BP 853 Abomey Calavi, BENIN (WEST AFRICA)

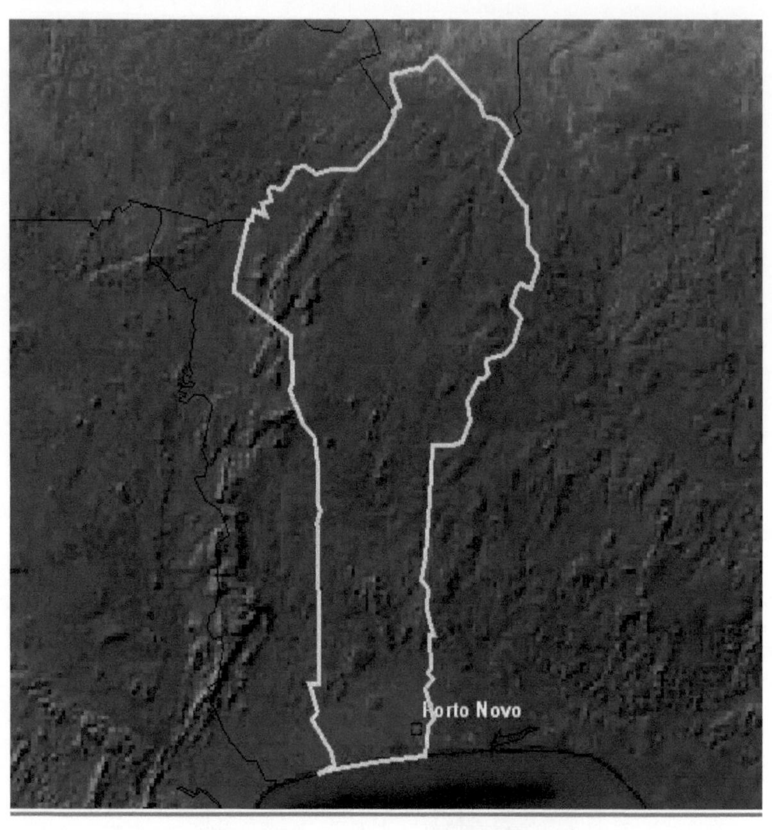

République du BENIN

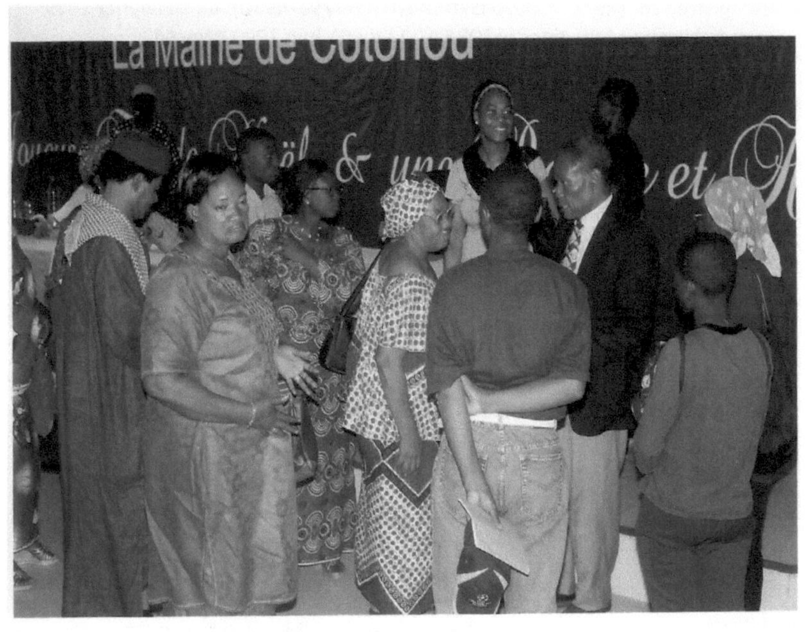

Conférence de sensibilisation en 2011 à la Mairie de Cotonou

CLUB d'action sociale "Santé Soleil"

Instrument d'expression de l'ONG "CESAR-BENIN"

Centre d'Eveil pour une meilleure Santé grâce à une Alimentation Responsable

ONG enregistrée sous le N° 2009/045/DEP-ATL-LITT/SG-ASSOC du 10 Février 2009
Publication faite dans le JORB N° 11 du 01 Juin 2009 Page 442

"Toutes les maladies ne sont que la conséquence de nos habitudes de vie". **Hippocrate**

"La santé se mérite, se gagne et se défend jour après jour par des méthodes prévues par la Nature et non par la Médecine Allopathique Moderne". **Hippocrate**

"Vis médicatrix naturae" **C'est ce que disaient les Anciens Chercheurs sur la santé 500 ans av. JC.**

"La guérison est toujours le fruit du travail du corps lui-même" **Dr Christian TAL SCHALLER**

CENTRE DE FORMATION EN TECHNIQUES NATURELLES DE SANTE

Cabinet Conseils en Mode de vie/Alimentation/Santé

Le Spécialiste des cas difficiles et/ou désespérés

Mon Guide de Santé :

Le Tandem surpuissant Chimio/Jeûne intermittent, qui potentialise la chimiothérapie contre les cellules cancéreuses tout en épargnant les cellules saines.

Ne nous trompons pas de cible

Cossi Paul AKOGBEKAN

Nutrithérapie et Diététique Holistique
Consultant Nutritionniste en Médecine Cellulaire
Physio-Naturothérapeute en Médecine Holistique
Président du Conseil de l'ONG "CESAR-BENIN"
Président du CLUB d'action sociale "Santé Soleil"

Contact : +229 95 79 29 93 / +229 97 81 57 66
E Mail : ongcesarbenin@yahoo.fr paulcakogbekan@gmail.com
BP 853 Abomey Calavi, BENIN (WEST AFRICA)

DEDICACE

A ma défunte fille bien aimée **Lyndsey,**

A mes enfants, **Paul Tognissou, Hervé Toyimi,**
et à leurs grandes sœurs et grands frères

A ma collaboratrice **Geneviève,**

A mon ami et frère **Magloire,**

A tous **les patients** qui ont bénéficié de l'assistance technique en soins holistiques
à l'ONG CESAR-BENIN

A mon Patron, le **Dr Christian TAL SCHALLER**, qui a fait de moi, ce que je suis aujourd'hui, et à son épouse **Johanne,**

A **Michèle Karen WERNER**, qui m'a apporté une aide et une assistance incommensurables à travers son ouvrage intitulé
« L'ALIMENTATION VIVANTE : LE MIRACLE DE LA VIE »

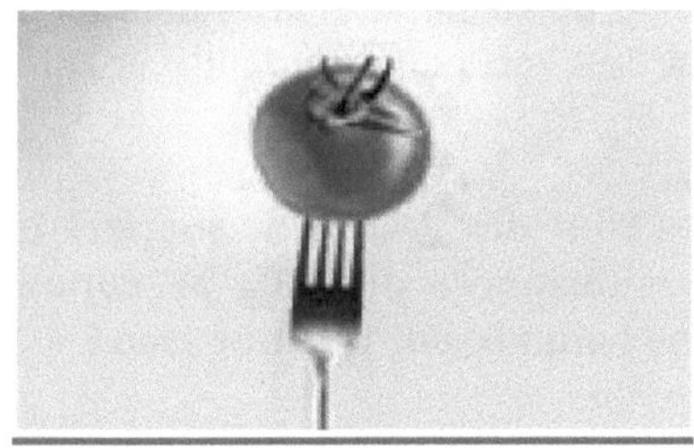

Préface

Pendant des millions d'années, la force intelligente que certains appellent Dieu, d'autres la Vie, d'autres la Nature, a mis au point une prodigieuse « machine », un organisme biologique, le corps humain, doté de mécanismes d'une subtilité et d'une complexité qui dépasse les capacités de notre imagination.

Les ordinateurs les plus perfectionnés ne sont rien à côté de cet agencement de milliards de cellules vivantes, chacune dotée d'une fantastique intelligence et capable de collaborer avec toutes les autres dans une organisation harmonieuse et aussi parfaite que la course des planètes dans le ciel.

Réalisez-vous par exemple que notre cerveau, qui pèse un peu plus d'un kilo, contient environ cent milliards de neurones qui sont dotés d'un quadrillion (1.000.000.000.000.000 soit Un Million de Milliards) de connexions, soit plus que le nombre d'étoiles connues dans l'univers…

Notre corps est tout simplement génial et le « médecin intérieur » correspond à toutes ces fonctions qui assurent le maintien et la réparation de tous les organes et cellules, fonctions qui font partie de ce vaste système qu'on appelle le « système immunitaire ».

Certains scientifiques aux courtes vues ont vu dans l'immunité un système militaire qui lutte contre les envahisseurs bactériens ou viraux. Mais le système immunitaire est bien plus que cela. Il est un **« hymne à l'unité »** qui gère l'ensemble des mécanismes vivants pour veiller à l'harmonie du tout. Il régule, répare, régénère, élimine ce qui est in utile pour préserver ce qui est vital, indispensable au bon fonctionnement de chaque organe. C'est lui qui assure les processus de guérison lorsque nous sommes malades.

Hélas, depuis un peu plus d'un siècle, des savants orgueilleux sont venu prétendre qu'ils savaient mieux que le « médecin intérieur » ce qu'il fallait faire pour guérir et rester en bonne santé.

Les médecins modernes sont des apprentis sorciers qui, comme le disait déjà **Voltaire « mettent des substances dont ils ne connaissent pas grand-chose dans un corps dont ils ne connaissent presque rien ! ».**

Telle est la triste réalité de notre époque qui brille par sa technologie mais aussi par sa bêtise ! Car si les machines que nous fabriquons sont admirables, elles ne sont rien à côté des mécanismes biologiques subtils de nos corps, à côté du jeu de millions d'hormones, de neurotransmetteurs, d'influx nerveux qui interagissent au millième de seconde près pour permettre à notre organisme de voir, d'entendre, de bouger et de se réparer sans cesse. Parmi toutes des substances que notre corps fabrique à chaque instant, nous n'en connaissons encore que quelques-unes. Nous avons découvert le A, le B et le C du vivant, mais nous ignorons encore tout le reste de son **"Alphabet"**!

Avec un orgueil inouï, les médecins ont cru que les molécules chimiques fabriquées par les laboratoires, allaient guérir toutes les maladies… avec pour conséquence que, de nos jours, les rivières, les sols, les aliments et les organismes humains sont pollués d'une manière dramatique par des produits chimiques qui perturbent les mécanismes naturels.

Antibiotiques, cortisone, pilule anticonceptionnelle et autres médicaments chimiques sont omniprésents et se retrouvent partout. Du coup les poissons changent de sexe et les hommes des pays occidentaux n'ont plus que la moitié du nombre de spermatozoïdes qu'ils avaient il y a cinquante ans !

Le fond du problème est que le corps humain n'est pas construit pour fonctionner avec des molécules chimiques. Elles l'empoisonnent. Le « tout-chimique » mène tout droit vers le « tous malades ».

Et la médecine moderne, obsédée par sa lutte contre les maladies, a oublié **la sagesse du médecin intérieur** qui cherche constamment à dépolluer l'organisme et à maintenir l'équilibre qui permet aux organes de fonctionner en harmonie.

Ainsi les infections, lorsqu'elles sont contrôlées par un système immunitaire en bon état, sont des processus d'élimination rapide de toxines. **Les détruire par des antibiotiques donnés à tout bout de champ, correspond à bloquer la guérison**. On supprime les maladies aigues en empêchant les toxines de sortir, faisant ainsi le lit des maladies chroniques, ces maladies contre lesquelles la médecine chimique ne peut rien puisque ce n'est pas en empoisonnant avec des médicaments un malade déjà empoisonné par un mode de vie toxique qu'on va l'aider à guérir !

Tout ceci explique que de plus en plus de gens sortent de l'illusion de croire que la santé sortira des laboratoires pharmaceutiques sous forme de pilules capables de tout guérir. Ils comprennent que « la santé, ça s'apprend ! ». Ils découvrent alors l'approche holistique qui consiste à s'occuper de ses quatre corps : **physique, émotionnel, mental et spirituel**.

Au lieu de subir, de souffrir et de se plaindre, ils apprennent donc à gérer leur santé sur tous les plans et deviennent ainsi les artisans de leur bien-être. Ils sont aidés dans leur démarche par tous les thérapeutes, **enseignants à l'école de la vie et santé,** centres de remise en forme, qui tous respectent **le principe d'Hippocrate** « **Primum non nocere** » (D'abord ne pas nuire) et montrent à tous les moyens simples qui permettent de vivre délivré du stress et des maladies.

Une alimentation végétale vivante est l'une des clés de la santé.

A ce sujet, on doit rendre hommage à l'un des plus grands nutritionnistes de notre temps, le docteur **Colin Campbell**, auteur de ***Le rapport Campbell*** qui montre d'une manière scientifiquement irréfutable l'importance d'une alimentation végétale pour rester en bonne santé. Il montre aussi comment les lobbies des multinationales de la viande, du lait et des œufs ont tout fait pour empêcher le public de savoir la vérité sur le rôle des aliments d'origine animale sur la genèse des maladies de civilisation et pour maintenir un statuquo qui leur profite au détriment de la santé des millions de personnes.

Mais personne ne peut maintenir indéfiniment la vérité au fond du puits. Elle finit toujours par sortir ! Les manœuvres des marchands pour faire croire au public que leurs aliments sont bons pour la santé se heurtent de plus en plus à une prise de conscience qui nous fait sortir des pièges dans lesquelles des idées fausses nous ont enfermés et nous permet de retrouver les lois simples d'une alimentation qui respecte les lois universelles.

Mais une bonne alimentation ne suffit pas pour vivre en bonne santé : **il faut aussi apprendre à décharger ses émotions** sans faire de tort à autrui, ouvrant ainsi la porte à une paix intérieure et extérieure qui seule pourra apporter la paix à l'humanité telle que nous la connaissons.

Pour vivre heureux et en bonne santé il est indispensable d'apprendre à vivre intensément ses émotions avec son corps tout entier pour pouvoir ensuite les laisser partir. Il s'agit, lorsqu'on est seul, de pouvoir rire, grimacer, pleurer, gesticuler avec force, crier et chanter à tue-tête, danser de manière endiablée, se mettre en colère et faire le fou de mille manières qui libèrent de l'esclavage du conformisme.

Il est possible de faire tout cela même en appartement, en remplaçant les cris par des expirations silencieuses ! Cette gestion des émotions permet de vivre sans stress et assure aussi l'ouverture des fonctions du cerveau droit, soit la capacité à voyager avec sa conscience dans les mondes non matériels. C'est le monde des chamanes qui collaborent activement avec des Esprits, des êtres qui vivent dans les mondes spirituels et apportent volontiers leur sagesse et leur amour aux êtres humains qui habitent la planète Terre.

Le temps de l'éveil est venu : **nous ne sommes pas des êtres de matière, condamnés à souffrir et à mourir,** nous sommes des êtres spirituels, immortels et éternels, venus vivre sur **la planète école Terre** pour **apprendre à vivre dans la santé, la joie, la paix et l'unité dans la diversité** !

Il y a bien des années j'écrivais à un malade du sida : « Si tu oses sortir des pièges du conformisme et progresser sur la route de la santé totale, tu rejoindras la légion de ceux qui ont appris à vivre au positif.

Comment les reconnaître ?

Ce sont des passionnés de la vie. Ils aiment ce qu'ils font et font ce qu'ils aiment.

Ils s'occupent avec sensibilité et délicatesse de leur corps physique, le nourrissant d'aliments de qualité et lui donnant assez d'exercice physique et de repos. Ils ont appris à ne plus garder à l'intérieur d'eux-mêmes les émotions négatives que sont la peur, la colère, le jugement, la frustration et la rancune.

Ils savent se défouler intensément mais sans faire de mal à autrui. Mentalement ils sont ouverts et réceptifs. Ils ne craignent pas de se remettre en question. On peut même dire, qu'ils adorent l'art de la remise en question ! Ils savent que la sagesse se développe en s'ouvrant constamment à des idées nouvelles. Ils sont en contact, par leur intuition profonde, avec leur Moi supérieur, leur être de lumière. Cela leur donne une véritable indépendance. Ils n'ont en effet plus besoin d'obéir aveuglément à autrui. Ils savent s'informer à plusieurs sources différentes pour ensuite aller à l'intérieur d'eux-mêmes, par la relaxation et la méditation, pour trouver le chemin qui leur correspond vraiment. Ils utilisent leur imagination non plus pour se faire peur avec toutes les catastrophes qui pourraient leur arriver, mais pour créer des rêves positifs et les matérialiser de plus en plus rapidement. Ils sont joyeux, gais, plein d'amour et d'humour, enthousiastes et chaleureux.

Leurs propos sont empreints d'émerveillement et de reconnaissance pour tout ce que la vie leur apporte.

Tu as le choix : vivre dans la peur du sida et peu à peu t'autodétruire ou te délivrer des carcans de ton éducation et commencer une vie nouvelle, une vie que tu crées à chaque instant par des pensées positives, des émotions positives, des actes positifs.

Je te souhaite de devenir un être positif, responsable, conscient et heureux de partager avec les autres ta lumière et ta santé. »

Ce Guide de Santé, **contient des informations essentielles** pour ceux qui veulent sortir d'un rôle de victime et **prendre leur santé en mains**.

Je lui souhaite donc tout le succès qu'il mérite !

Dr Christian TAL SCHALLER

Avant Propos

Le présent Guide de Santé a pour objectif d'informer :

- toute personne désireuse de mieux connaître les lois et principes simples de santé naturelle, restée immuables depuis Hippocrate, il y a plus de 500 ans avant **Jésus CHRIST**,

- ou toutes autres personnes, soucieuses de la dégradation de leur état de santé, pour cause de cancer, de maladies cardiovasculaires, de diabète, d'obésité, de reflux œsophagiens acide, de polyarthrite rhumatoïde, de goutte, d'arthroses etc, et qui désirent ardemment recouvrer la santé par des thérapies naturelles fondées sur l'approche nutritionnelle de la santé.

Mais, il est important de savoir que le présent Guide de Santé ne peut se substituer à un avis médical ou de spécialiste. Il n'est pas une ordonnance médicale, et ne nous engager devant les tribunaux.

Le présent Guide de Santé est une œuvre scientifique, qui rassemble la quintessence de toutes les grandes tendances naturelles de santé, dans une seule et même œuvre littéraire.

Les informations qu'il contient concernant les maladies et leur prise en charge ne constituent en aucun cas, des diagnostics ou des prescriptions médicales personnelles.

La maladie est de la compétence indiscutable et exclusive des médecins, tandis que la santé est de la responsabilité incontournable et non négociable de chaque individu au quotidien, à travers ce que nous mangeons, ce que nous buvons, et la pratique ou non, des exercices physiques quotidiens d'entretien de notre corps physique, et la manière dont nous gérons notre mental, nos émotions, et notre corps spirituel, chacun dans sa diversité et dans sa spécificité.

C'est pourquoi nous invitons tous ceux qui ont notre Guide de santé dans les mains, à éviter de laisser pourrir leur santé, par ignorance, par simple négligence ou par inconscience, pour se mettre à encombrer les salles d'attente des oncologues, ou de médecins spécialistes ou généralistes, à la recherche de soins hypothétiques qui ne pourront au grand jamais, les guérir de leurs différentes pathologies.

Bonne santé au naturel à chacun de nous.

Cossi Paul AKOGBEKAN
Nutrithérapie et Diététique Holistique
Consultant Nutritionniste en Médecine Cellulaire
Physio-Naturo-Thérapeute en Médecine Holistique
Président du Conseil de l'ONG ' 'CESAR-BENIN''
Président du CLUB d'action sociale ''Santé Soleil''
Phone Contact: +229 95 79 29 93 /+229 97 81 57 66
BP 853
Abomey Calavi (BENIN)

Le corps humain est un organisme excellemment parfait

Quand je vois tous ces Laboratoires, toutes ces pharmacies et tous ces apprentis sorciers du **BENIN**, du **GHANA** et d'ailleurs nous inonder de médicaments chimiques ou même de remèdes de la phytothérapie, pour soit disant nous guérir de toutes nos maladies, je rigole.

Arrêter d'empoisonner et de détruire vos reins, votre prostate par une médication inappropriée, voire inadéquate, et venez à **l'ONG "CESAR-BENIN"** apprendre **comment décongestionner votre prostate**, sans aucune chirurgie et sans aucun médicament spécifique. Votre **HTA,** votre **Diabète** et votre **Obésité** votre fibrome, votre kyste, vos myomes, etc ..... ne sont pas incurables. Ce ne sont que des maladies métaboliques qui découlent exclusivement de **la mauvaise qualité de votre alimentation**, de vos carences en micronutriments cellulaires essentiels, **de la très mauvaise aptitude de votre eau de boisson à vous détoxiner**, de **la mauvaise gestion** que vous faites **de votre mental**, de **vos émotions et** de **votre vie spirituelle**.

Pourquoi continuer d'aller s'embourber avec sa prostate avec ces tradi-thérapeutes peu avertis ou de vous confier à tous ces urologues qui n'ont de cesse que de vous ponctionner votre prostate, d'en faire des biopsies, ou même de vous amputer de ce merveilleux organe, avec toutes les conséquences collatérales que personne ne peut véritablement gérer? Suivez mon regard ! **En tout cas, moi pas !** La vie c'est un choix !

Et puis **Dieu** dans sa grande intelligence divine, croyez-vous qu'il ait pu installer dans l'organisme humain, des organes jetables, qui lorsqu'ils ne fonctionnent pas en raison d'une sévère congestion qui n'est que de notre fait? Que diantre à tous ces médecins qui ont pour la plupart oublié le premier de tous les principes de santé **« Primum non nocere »** (En tout premier lieu, ne pas nuire) !

Le patriarche de la Médecine **Hippocrate**, n'a-t-il pas pris soin de nous aviser, il y a plus de cinq siècles avant l'ère christique, **"que ton alimentation soit ta médecine, et ton aliment ton médicament"** ?

Les pauvres humains que nous sommes, ne rêvons que de facilité, à travers toutes les pacotilles de médicaments qui engorgent les étals de nos marchés, jamais pour nous guérir, mais surtout dans l'unique objectif inavoué et inavouable d'amener un plus grand profit dans les tiroirs caisses des laboratoires et de tous les vendeurs de médicaments. Et de plus, il nous est plus facile de ne jamais voir la poutre qui pend au-dessus de notre tête, tout simplement parce qu'il nous est beaucoup plus facile de ne jamais voir ou accepter l'implication directe de notre responsabilité personnelle dans tout ce qui s'abat sur nous, surtout quand il s'agit de notre santé !

Connaissant l'homme, son enclin a toujours choisir la facilité, **Pasteur** et l'industrie pharmaceutique, tous étant des opportunistes, se sont très vite et très tôt depuis la seconde guerre mondiale, engouffrés dans cette brèche pour maximiser leurs profits en nous faisant toujours croire qu'ils font des recherches et produisent des médicaments pour notre santé.

C'est tellement simple, voire trop facile de toujours tirer le drap de son côté, surtout quand on sait d'avance, que **LE GRAND ARCHITECTE DE CETTE MERVEILLE** de la guérison naturelle de toutes les maladies par notre système immunitaire, est bel et bien **DIEU**, le Créateur de toute chose sur la terre.

Ceux qui s'enrichissent en son nom, sont des plus nombreux. Même ceux qui prennent le pouvoir au nom de **DIEU** ou au nom d'**ALLAH** se retrouvent sur tous les continents.

Notre objectif à travers ce Guide, est de vous sensibiliser un tant soit peu sur votre santé, et tout ce que votre merveilleux corps, qui est un don gratuit que nous avons tous reçu de **DIEU,** pour servir d'habitacle à notre **Âme**, peut faire pour nous, si nous pouvons tout de même ouvrir nos yeux et nos oreilles pour nous informer sur toutes ses capacités prodigieuses.

Dieu, dans son immense bonté, ne peut à tout jamais nous doter d'un corps alcoolique, malade, totalement délabré comme habitacle et moyen de mouvement pour notre **Âme** !

Observez l'Univers, avec ses planètes et toutes les étoiles qui sont au-dessus de nos têtes, et qui ne nous tombent jamais dessus !

Oui quelquefois des débris mécaniques d'engins placés en orbite autour de la terre nous tombent dessus. Vous avez dit engins, donc du fait des hommes, jamais du créateur divin ! Absolument.

En un mot, tout ce que **DIEU, LE GRAND ARCHITECTE DE L'UNIVERS A CREE EST VERITABLEMENT PARFAIT**.

Je ne suis pas évangéliste, sinon j'allais vous donner des références bibliques. Mais ce que je sais, c'est que **DIEU** nous a toujours dit ceci : **« Pourquoi cherchez-vous très loin de vous, ce qui est déjà en vous ? »**

Absolument, **DIEU** nous a gracieusement donné depuis notre conception dans l'utérus de notre mère :

- **Un corps dynamique super intelligent, en constante évolution à chaque seconde ; en perpétuelle restructuration pour toujours s'adapter aux exigences de notre âge et de notre mission sur la terre**.

-**Un corps doté d'une capacité phénoménale d'auto-réparation, d'auto-régénération, voire d'auto-guérison.**

Tout ce que nous entendons, et en quoi nous accordons de manière inconsciente une aveugle crédibilité, nous fondant sur les doctorats obtenus par nos amis d'en face, ne sont que leurre, pour mieux nous extorquer nos maigres ressources contre des placebos qui nous sont vendus à prix d'or.

Et on s'applique à nous faire croire que tous ces médicaments doivent être pris une fois, voire deux ou trois fois tous les jours durant toute notre vie. De quoi nous convaincre mentalement comme quoi les médicaments sont indispensables ; **manière de s'assurer la pérennité d'une niche, un véritable formatage de notre cerveau et même de notre conscience, car ces docteurs savent très bien que la capacité d'auto-guérison du corps est sans limite.**

« La condition par défaut de tout homme, c'est la pleine santé » a déclaré **Thierry Casasnovas** de **vivrecru**.

Les états de maladie ne sont que des écarts, des déséquilibres passagers, et **DIEU** a mis en nous de merveilleuses sentinelles qui veillent au grain. Je veux parler de **notre médecin intérieur et de notre pharmacien intérieur,** constitué par **nos globules blancs et de tout l'arsenal complexe de nos défenses immunitaires,** fondamentalement logés **dans nos glandes endocrines, dans nos intestins et dans notre foie.**

La seule chose que nous devons nous atteler à accomplir au jour le jour, **c'est :**

- **d'éviter de nous auto empoisonner** par des aliments non digestes comme **toutes les cuidités, les céréales, la viande, l'alcool, les sucreries et toutes les fritures**; puisque nous sommes censés ne manger que des crudités. Suivez mon regard vers **le Jardin d'Eden** ! **Dieu avait-il donné le feu à Adam et Eve ?**

- **d'éviter d'introduire dans notre alimentation** les additifs, les colorants, les conservateurs, les aliments raffinés, les conserves, les aliments transformés ou fabriqués par des procédés thermochimiques;

- **d'éviter de consommer une eau de boisson déjà trop chargée de minéraux et de divers autres produits de désinfection ;** et enfin

- **d'éviter de respirer** en toute bonne inconscience, toute autre substance (provenant des fours à micro-ondes, des poêles à revêtements antiadhésifs), qui ne soit pas de l'air naturel de nos campagnes, de nos plaines et vallées ou de nos montagnes.

Connaissez-vous **la Loi de l'homéostasie**, qu'on appelle aussi **la Loi du vivant** ?

« Tout système laissé à lui-même en l'absence de perturbations va revenir spontanément à l'état d'équilibre au travers d'une série de réactions dites (processus régulateurs) »

Le jeûne est inconnu de la médecine moderne, et pour cause ; car **le jeûne** permet de libérer le corps de la corvée fastidieuse de la digestion, **de manière à lui laisser toute la latitude pour canaliser et orienter toutes les énergies vitales du corps vers la neutralisation de tous les intrus qui nous empoisonnent l'organisme afin de nous guérir de toutes nos maladies.**

Si bien que tous les naturopathes s'accordent à certifier que **« ce que le jeûne ne peut aider à guérir, rien ne le peut »** !

Le jeûne thérapeutique est une technique naturelle de santé, royalement pratiquée dans le monde animal sauvage comme domestique, **parce que inné en chaque animal.** L'animal qui vient de se mettre instinctivement au jeûne thérapeutique, sait qu'il se sent en mauvaise santé.

Il ne se remettra à manger, à boire même de l'eau ou à brouter de l'herbe ou à picorer des grains, que s'il se sent hors de danger.

Ainsi vous pouvez être sûr qu'il est guéri de sa maladie, et oui sans aucun médicament ou sans aucune chirurgie qui l'aurait amputé de l'un de ses organes.

L'homme n'a pas un tel réflexe inné en lui. Il doit en toute conscience prendre la décision de se priver d'aliments pendant un certain temps, donc de jeûner, ce qui n'est nullement facile, suivez mon regard en direction de la cuisine !

Si tel est véritablement le cas, que font les praticiens de la médecine moderne selon vous ? Et Oui ! Ils dénigrent tous sans exception la pratique du jeûne thérapeutique, **car il leur enlève du grain à moudre**, point barre.

Mais dîtes-vous bien qu'ils sont les tous premiers à l'appliquer en sourdine sur eux-mêmes ou sur leurs proches en dernier recours, quand la médecine symptomatique se trouve dans l'incapacité de traiter une quelconque pathologie.

Quelle hypocrisie assassine !

Nous devons tous apprendre **à connaitre notre corps, apprendre à l'écouter.** Car il nous transmet un message à chaque minute, mais hélas, très peu de gens sur la terre savent comprendre, interpréter, voire décoder son langage.

Nous ne savons même pas l'écouter. Et c'est quand il n'en peut plus d'être si cruellement maltraité, encrassé, congestionné, qu'il cale, très exactement comme un moteur qui refuse de nous répondre.

« La santé, ça s'apprend » non pas dans une faculté de médecine (là-bas on forme des médecins : **les professionnels de la maladie**) a dit le **Dr Christian TAL SCHALLER**, dans tous ses ouvrages de santé naturelle. Mais elle s'apprend **très exactement comme on apprend à marcher, à pédaler, à jouer de la guitare, à sauter une corde, etc.**

Je vous invite à ne plus naviguer à vue, au petit bonheur la chance avec votre santé.

Etat des lieux de la santé au BENIN, dans la vision de la médecine conventionnelle

Le Bénin, à l'instar des pays en voie de développement, demeure confronté à un certain nombre de problèmes parmi lesquels, la question de la santé de la population est des plus importantes. Des mesures radicales mises en œuvre au plan national, par les autorités sanitaires du Bénin, ont contribué à l'amélioration de la santé des populations en général, mais des inquiétudes subsistent et suscitent de nos jours, une attention particulière.

Au plan national, il apparait que jusqu'en l'An 2009, l'espérance de vie est de 57 ans pour les deux sexes et que le taux de mortalité dû aux maladies non transmissibles est de 804, et de 618 habitants pour les maladies transmissibles, pour 100 000 habitants.

Toutefois, il convient de rappeler que les chiffres officiels ci-dessus cités sont de loin, inférieurs à la réalité du terrain ; car les statistiques nationales ne prennent en compte que les décès enregistrés dans les milieux hospitaliers de notre pays. Ce qui se passe dans le Bénin profond, échappe hélas, à tout enregistrement tant au niveau sanitaire qu'à celui de l'Etat civil.

Dans le domaine de la couverture sanitaire, il y a 0,6 médecin pour 10 000 habitants au Bénin. De même, pour 10 000 habitants nous n'avons que 7,7 infirmiers au Bénin, de 2000 à 2010. (Cf. Rapport OMS pour l'Année 2011).

Ces ratios comparés aux normes généralement admises par l'Organisation Mondiale de la Santé (OMS) demeurent encore insuffisants.

La santé demeure donc précaire au Bénin, **et se caractérise par l'épidémie quasi permanente du paludisme, la malnutrition, l'absence d'hygiène, la résurgence croissante des maladies dites "de la civilisation" appelées encore "acidoses" (l'hypertension, le diabète, l'obésité, la goutte, les cancers, les arthroses du genou, la polyarthrite rhumatoïde, etc.), l'insuffisance des points d'accès à l'eau potable, ainsi que les risques liés au SIDA.**

Selon les résultats de l'enquête **OMS** réalisée sous la rubrique **EDSI** de l'année 2007 au Bénin, 60 (SOIXANTE) enfants de moins de I (UN) an, meurent chaque jour; plus de 3 (TROIS) maternités mortelles sont enregistrées par jour.

Ce même **Rapport de l'OMS de l'année 2007**, précise que plus de 80% des décès enregistrés dans le monde, ne sont pas dus aux infections contagieuses d'origine microbienne, mais ils ont pour cause **l'absence criarde de la pratique d'exercice physique quotidienne, doublée de la prévalence sans cesse grandissante de nos erreurs alimentaires constituées d'une alimentation totalement inadéquate, radicalement dénaturée, et biologiquement impropre à**

soutenir, à entretenir et à booster la vie saine de nos cellules, donc la vie dynamique de nos organes vitaux que sont le cœur, le foie, les reins, le cerveau.

Entre autre, le paludisme est l'une des principales causes de décès. Il tue plus de 2 ,7 Millions de personnes chaque année dans le monde, dont 80% de ces cas sont enregistrés en Afrique subsaharienne, où ils concernent majoritairement les enfants de moins de cinq ans et les femmes enceintes, selon l'OMS. Il entrave le développement économique des pays africains, en affaiblissant de manière drastique, la force de travail de la population.

Les tentatives au niveau mondial pour éradiquer le paludisme dans les années soixante ont échoué, même si l'impact de la maladie a été amoindri par des mesures hardies de lutte ; comme la distribution gratuite de moustiquaires imprégnées à tous les ménages au plan national. Aussi, des décisions adoptées par l'OMS et certaines Institutions étatiques pour réduire ce fardeau, ne connaissent pas souvent, les résultats escomptés du fait de l'inaccessibilité de nos populations aux soins de santé, même primaires compte tenu du coût de la médecine conventionnelle dite moderne, ou de l'éloignement des circonscriptions sanitaires de la médecine conventionnelle.

Tout ceci ajouté au manque d'information, au manque d'éducation sur les lois de la bonne alimentation saine, intangibles depuis **Hippocrate en 500 ans av J C**, et au manque de prise de conscience de chacun, dans le but de modifier radicalement les habitudes comportementales des hommes, ne font qu'aggraver la situation socio-sanitaire de nos populations, devenues très vulnérables à la survenue de toutes ces graves maladies non transmissibles les plus handicapantes, voire les plus mortelles de notre époque.

Pourquoi diantre, tous ces **''malades debout''** (par opposition aux **véritables malades qui sont dits grabataires**) trainent depuis si longtemps, des maladies non transmissibles, dites aussi ''maladies de la civilisation'' qui ont pour nom, **l'hypertension et ses complications chroniques et sévères, le diabète, les cancers sous toutes ces formes, l'obésité, la goutte, les arthroses du genou, la polyarthrite rhumatoïde, ... etc?**

Ils s'attendent me semble-t-il, à une hypothétique guérison de la part de la médecine conventionnelle qu'ils ne connaitront certainement jamais! **Tout simplement parce que personne n'a jamais été réellement et véritablement guérie de ces maladies par un traitement allopathique, ou s'il y a eu des cas de guérison, le taux est si faible qu'il n'est pas loin de 1 à 3% avec la chirurgie,** dans toutes ses formes modernes, avec toutes ses conséquences collatérales.

Alors qu'une simple éducation alimentaire serait salutaire pour amener chacun à réaliser la prise de conscience, de la décision indispensable nous conduisant à vaincre la fatalité de toutes ces acidoses qui sèment sournoisement la mort dans tous les villages et quartiers de ville de notre pays, en terrassant les plus compétents de nos cadres dans tous les domaines ; en fauchant au moment où on s'y attend le moins, les plus valides de nos hommes et femmes dans tout le Bénin profond. Quel désastre !

A quand alors le vrai développement, **si rien n'est fait pour amener l'homme à changer de comportement au regard de son alimentation et de son mode de vie,** pour que vive une société véritablement saine, afin de permettre l'amorce réelle du développement endogène de notre pays, sous la conduite de nos plus valeureux cadres?

Le tableau sanitaire que nous venons de peindre du Bénin justifie à plus d'un titre, l'existence de **l'ONG "CESAR-BENIN"** (**C**ercle d'**E**veil pour une meilleure **S**anté grâce a une **A**limentation **R**esponsable au **Bénin**), afin de vulgariser, de diffuser et de promouvoir la correcte application des principes de base élémentaires de la Naturopathie ; une alternative sûre et totalement naturelle que nous offre **l'ONG "CESAR-BENIN"** à travers son **Instrument d'action sociale, le CLUB d'action sociale "Santé Soleil"**, pour que tout un chacun décide volontairement, un jour, en toute connaissance de cause, le changement de comportement, au regard de son alimentation, pour le bien-être socio-sanitaire à moindre frais de notre valeureuse population du Bénin.

L'ONG "CESAR-BENIN" à travers **le CLUB d'action sociale "Santé Soleil"** est disposée à aider la population de notre beau pays **Le Bénin**, à vaincre son ignorance de toutes ces techniques simples de santé naturelle qui ne coûtent presque rien, mais qui fourniront à l'organisme humain de chacun de nous, les catalyseurs indispensables pour :

- **Renforcer les défenses immunitaires de son organisme,**

- **Apporter à l'organisme les micronutriments naturels**, disponibles presque gratuitement, à profusion dans notre pays, grâce à une alimentation végétale et fruitarienne,

- **Disposer d'un organisme résistant à toutes les maladies**, sans exception, afin de faire de toutes et tous, **de réels enfants du BENIN**, -- *car aujourd'hui nous ne sommes que **"des enfants de béninois"**, tel que l'a appelé le **Dr Michel BABADJIDE** (le Vétérinaire Fermier, Initiateur du Réveil Agropastoral, et Promoteur de la Maison du Paysan à Lokossa)* -- tous vigoureux pour la réalisation de la vision de nos Autorités politiques, qui est de faire du Bénin, un pays émergeant,

- **Acquérir définitivement le réflexe de la pratique quotidienne d'exercices physiques d'entretien pendant trente minutes au moins tous**

les jours. Chacun évoluera à son rythme, car il n'est pas ici question de faire de chacun de nous, des champions.
La régularité dans l'effort physique exécuté journellement conditionne la vitalité de notre cœur, la robustesse de nos vaisseaux sanguins, l'asphyxie naturelle et sélective de toutes les cellules cancéreuses qui existent à l'état embryonnaire en chacun de nous, étant donné que les dites cellules cancéreuses ont horreur de l'oxygène qui leur est mortelle, contrairement aux cellules saines !

Parlant des activités physiques d'entretien de notre corps physique, il est important de bien préciser à l'attention de chacun que **l'activité physique ne crée pas la santé là où elle n'existe pas.**

Au contraire, un organisme en déconfiture ne peut jamais être régénéré par la pratique du sport d'entretien quel qu'il soit.. **Attention donc à chacun avant de se décider à pratiquer les exercices physiques d'entretien, de recevoir l'avis favorable de votre médecin traitant**.

La survenue de la maladie cancer dans votre organisme, vous apporte la confirmation que **les cellules cancéreuses**, qui ont toujours existé à l'état embryonnaire chez tous les hommes, ont su profiter à votre insu, de votre alimentation biologiquement désastreuse, **ont profité de votre paresse à l'effort physique, pour se nourrir des protéines animales consommées à profusion et arriver à maturité, au bout d'un processus qui a duré, au bas mot, entre 20 (VINGT) à 30 (TRENTE) longues années.**

Pour tout vous dire, permettez-nous de vous indiquer que le taux de réussite de la chimiothérapie préconisée en médecine conventionnelle **(qui est à tout le moins fortement aléatoire, même en Europe)** atteint difficilement le taux de 3% (TROIS POUR CENT) sur 3 (TROIS) à 6 (SIX) ans, avec d'énormes conséquences fondamentalement dommageables pour votre santé, pour des coûts hors de portée du commun des mortels au Bénin. La grande majorité des évacués pour cause de cancer, reviennent souvent au pays, les pieds devant, après avoir bénéficié des concours du budget national à hauteur de plusieurs milliards de Francs C F A pour des soins totalement improductifs en Europe.

La thérapie des cancers par l'approche nutritionnelle, est très longue, 6 (SIX) à 15 (QUINZE) mois d'alimentation liquide et/ou végétalienne, avec une supplémentation en micronutriments cellulaires qui ont eux aussi leur coût, qui sans être prohibitif, n'est pas non plus négligeable.

Examinons l'article ci-dessous, il nous édifiera davantage sur le choix de la thérapie à adopter dans un but d'efficacité dans le traitement du cancer.

En matière de cancer, les résultats des grands chercheurs sont soit volontairement oubliés, soit négligés

« En France, le **CANCER**, c'est chaque année, près de 300.000 nouveaux cas et 150.000 en mourront. Le Cancer est donc loin d'être maîtrisé. Les scientifiques et cancérologues semblaient pourtant optimistes depuis plus de 40 ans. Surtout que même parmi les « sauvés », combien restent handicapés à vie à la suite des traitements lourds qu'ils ont subi. C'**est un fiasco**. Songez qu'entre 1980 et 2000, le nombre de nouveaux malades a augmenté de 63%.

Tous les 4 ans pourtant les plus grands cancérologues de cette planète se réunissent pour faire le point et leur constat est un **constat de faillite,** portant sur les 3 plans :

- le mécanisme de la cancérisation est toujours non élucidé,

- Absence de prévention générale,

- Incapacité de réduire la courbe de mortalité.

On l'a traqué partout, le responsable a été un virus, les rayons X, la radioactivité, l'air, etc... pour en arriver à la conclusion que le responsable serait notre système immunitaire défaillant. Le criminel était dans la place et on le cherchait partout. Ce n'est que lorsque ce système immunitaire est défaillant que les cellules folles peuvent se multiplier. Au début, ce n'est qu'une cellule mère qui donnera 2 cellules filles, qui, à leur tour en donneront 4 et ainsi de suite jusqu'à 30 doublements pour arriver à 1 milliard de cellules, le cancer fait alors seulement une tête d'épingle et est donc détectable au bout de 3 ans d'existence pour certains cancers, au bout de 20 à 30 ans pour d'autres.

Pourquoi une cellule devient anarchique ? Hérédité, sûrement pour une partie, vie et alimentation moderne pour l'autre partie. L'utilisation du feu a profondément modifié le régime alimentaire des individus en dénaturant les aliments, en les triturant et en y introduisant des facteurs cancérigènes.

Pourtant nos **défenses** sont nombreuses et efficaces, les macrophages, les lymphocytes B et T, les cellules N.K. (tueurs naturels) et K (tueuses), le complément (système d'enzymes qui s'activent les unes les autres et qui peuvent tuer les cellules anormales.

La dissémination se fait par le processus de **métastases** qui peut emprunter 3 types de trajet : Une cavité naturelle, la circulation lymphatique ou la circulation sanguine. Chaque cancer a ses circuits préférentiels :

- **Les cancers digestifs** génèrent des métastases hépatiques

- **Les cancers du poumon** donneront des métastases variées, foie, os, peau, cerveau, ou glandes surrénales.

- **Les cancers du sein** ont des cibles multiples, poumons, os, foie, ovaires, cerveau et peau.

- En revanche **le cancer de la prostate** n'ira que vers les os.

Et malgré la détection de plus en plus précoce, une tumeur ne peut être détectée qu'à partir de la 6ème année d'évolution, dans le meilleur des cas. Traquer une tête d'épingle n'est pas chose facile.

Supprimer les facteurs de risque suppose de s'attaquer à des dizaines de milliers de facteurs.

André GERNEZ, plus jeune médecin français de son temps (22 ans) a simplifié cette stratégie en faisant « comme si » on allait forcément avoir un cancer après 40 ans ». **Source : http://santenature.over-blog.com/article-connaitre-et-guerir-le-cancer-107652806.html**

Sa technique : Mettre le corps en acidose, dans le cadre d'une cure de 15 à 30 jours tous les ans, conformément au protocole défini par le **Dr GERNEZ,** en synchrone avec le protocole du **Dr Christian TAL SCHALLER,** qui a été l'artisan de notre formation **à Pierrelatte en France. La prévention est de rigueur, *c'est pour cela que nous devons tous restés vigilants et agir comme si* nous allons tous faire un cancer ou une maladie cardiovasculaire sévère et chronique dans notre vie.**

Mener sa vie au quotidien, dans le cadre d'une navigation à vue sur le plan du comportement nutritionnel, et du mode de vie, comme ferait monsieur tout le monde est suicidaire, et fortement contre indiqué. Saviez-que, ne pas faire des exercices physiques d'entretien du corps, de manière quotidienne, est dangereusement plus mortel que fumer de la cigarette ?

Ce qui tue de nos jours, ce ne sont plus les infections, la médecine conventionnelle est suffisamment outillée pour défendre notre santé contre les microbes. Ce sont bien sûr, les maladies que chacun se crée, en toute ignorance et en toute inconscience dans son corps au titre des conséquences de son alimentation en totale inadéquation avec notre programme biogénique. Elles ont pour nom : hypertension, diabète, goutte, cirrhose, cancers, etc.

Le problème du cancer, est un problème de TERRAIN ; et il faut donc posséder une **vision holistique du corps, dont sont bien incapables les chercheurs modernes, qui sont des ultra-spécialistes avec un champ de vision de plus en plus étroit : le microbe, l'ennemi à éliminer, à neutraliser, à détruire à tout prix, quel qu'en soit le prix, même "au prix de la vie du malade", c'est cela le paradigme de la médecine conventionnelle dite moderne.**

Et c'est cela l'erreur qui a été faite depuis **Pasteur**, lorsque l'on a sciemment dénié toute crédibilité à **Claude Bernard, pour des raisons bassement mercantiles, et qui n'ont rien de scientifiquement médicales**. On ne regarde plus le malade, on ne voit que le cancer qu'on essaye de tuer par le fer (la chirurgie), le feu (le laser ou la radiothérapie), le poison (la chimiothérapie), l'immunothérapie ou l'hormonothérapie, etc...

Pourtant, pour le **Dr G. DOMAGK** (prix Nobel de médecine) : « **la tumeur n'est qu'un symptôme, elle n'est pas la maladie cancéreuse. »**

Quant à **Lewis THOMAS**, Président du **Mémorial Sloan Kettering Cancer Center**, le plus grand institut américain de recherche sur le cancer, il a écrit dans son ouvrage **« la méduse et l'escargot »** : « Je ne doute pas que l'on découvre des dizaines de facteurs susceptibles de déclencher le cancer. Mais **je crois aussi que l'on découvrira un mécanisme central, responsable de tous les cas, qu'il faut chercher ».**

En 1970 à l'INSERM, sous la responsabilité du **Pr. TRUHAUT**, on met en application pratique la méthode **d'André GERNEZ** sur des rats chez qui on a greffé un cancer du foie : **Résultat : 93% des rongeurs verront disparaître leur hépatome.** Cette découverte était donc la plus sensationnelle de son temps. Les éditions de « la vie claire » ont réalisé une brochure d'information diffusée à 1 million d'exemplaires sur l'ensemble de la France "Comment éviter le cancer". **Et pourtant ces résultats sont restés dans les tiroirs.**

Pour le **Dr GERNEZ**, il s'agit de favoriser la lignée saine de l'ensemble cellulaire et de minorer la lignée cancéreuse, sous la forme d'un traitement inoffensif, essentiellement diététique (mise en acidose, apport de nutriments). Mais la méthode était **trop simple** (encore une fois) pour des cerveaux trop savants sans doute. Et **l'invraisemblable suit l'incroyable**, écrit le **Dr WILLEM**.

La solution du cancer est trouvée, reconnue par les autorités scientifiques les plus élevées et pourtant, pendant des années, pas un seul mot sur la très grande découverte. On a pourtant distingué le **Dr GERNEZ** pour sa découverte. Le **Pr Paul GELLE, Président de l'ordre des médecins** lança un appel en 1971 pour faire bouger les choses : « Il ne s'agit pas de proposer ou de défendre une thèse, mais de **rompre un silence volontairement érigé, concerté et maintenu**, sans aucune justification d'ordre éthique et ce, en dépit de toutes les tentatives… Il s'agit d'un S.O.S. pour la fraction de la population en danger imminent ».

Hélas, à cela une simple raison, un malade est rentable. Il permet aux actions de l'industrie pharmaceutique de progresser. **Votre cancer enrichit beaucoup de monde. « Le cancer n'est pas seulement la maladie du siècle, il est aussi le scandale du siècle ». Dr WILLEM.**

La meilleure des solutions selon le Dr GERNEZ et l'ONG "CESAR-BENIN" consiste donc à opérer très tôt, **un radical changement de son mode de vie, un changement dans ses comportements nutritionnels, et s'adonner à la pratique quotidienne des exercices physiques d'entretien du corps,** afin d'assurer une meilleure oxygénation des cellules de notre corps.

Au regard de toutes ces considérations techniquement et médicalement sans appel, pourquoi devons-nous nous entêter à persister dans le suivi de notre ancienne alimentation, rien que par notre addiction aux saveurs gustatives de la viande et des plats cuisinés?

Que ce soit les cancers ou les maladies cardiovasculaires, **la meilleure de toutes les thérapies, reste et demeure la prévention, tous les praticiens de la médecine conventionnelle s'accordent à le "proclamer sans tambours ni trompettes".**

La santé, par l'approche nutritionnelle, dans le cadre de la Médecine Holistique, doublée de la Médecine Cellulaire

Pourquoi continuer de s'empoisonner négligemment, en toute ignorance et en toute inconscience, avec une alimentation cuite, réputée moderne, voire saine, mais qui favorise outrageusement la survenue de toutes ces sacrées maladies aux conséquences foncièrement invalidantes, voire les plus mortelles de notre époque ?

Les protéines animales, si savoureuses et si délicieuses à dévorer se transforment, tout le long du tube digestif, en purines avec des odeurs fortement putrides qui empoisonnent tout l'organisme humain. Par ailleurs la consommation de la viande donne lieu à une bonne consommation de sel de cuisine, d'huile dénaturée chaude ou surchauffée consécutive de toutes les fritures, de thé ou de café, toutes choses qui sont nocives pour le plein épanouissement d'une excellente santé de tous les instants.

Nous oublions souvent que la maxime célèbre de **Antoine-Laurent Lavoisier** demeure intangible et reste toujours d'actualité, car en matière de biologie du corps humain, il y a de nombreuses réactions chimiques qui s'effectuent à notre insu dans notre organisme, et elles obéissent toutes, à la maxime que voici **''Rien ne se perd, rien ne se crée, tout se transforme''** énoncée par Lavoisier comme principe immuable de la thermodynamie.

La répétition étant pédagogique, permettez-nous de répéter cette double vérité :

La maladie est de la compétence indiscutable des médecins; tandis que la santé, relève de la responsabilité incontournable et non négociable de chaque individu au quotidien ; car '' **La santé se mérite, se gagne et se défend jour après jour, par des méthodes prévues par la Nature, et non par la médecine conventionnelle** c'est-à dire la médecine allopathique moderne''. **Hippocrate**

Dans la pensée chinoise, nous relevons la même idée développée dans la phrase : ''**Attendre de tomber malade pour chercher à se soigner**'' n'est pas une attitude intelligente et responsable. **C'est** exactement comme si l'on devrait ''**attendre d'avoir soif pour se mettre à creuser un puits**'', avec le risque de ne jamais pouvoir étancher sa soif avec l'eau qui sortira, un jour de ce puits.

C'est pour toutes ces raisons que nous devons tous nous mettre à **"l'Ecole de la santé et de la vie au naturel"**, non pas pour devenir des médecins, car la médecine qui a pour compétence de traiter les maladies, ne s'apprend que dans les facultés de médecine.

A **"l'Ecole de la santé et de la vie"** à laquelle, **l'ONG "CESAR-BENIN"** invite tous les hommes, on apprend à gérer sa santé qui est un tout biologiquement dynamique au quotidien, très exactement comme on apprend à pédaler, à jouer de la guitare, ou même à marcher,

Il s'agit là d'une idée d'apprentissage de la santé très bien développée par le **Dr Edmond Bordeaux SZEKELY**, dans la plupart de ses ouvrages des techniques naturelles de santé, qui a été reprise et approfondie plus tard par le **Dr Christian TAL SCHALLER** à travers toutes ses publications de santé naturelle (**Site web** : www.santeglobale.info).

Ce même apprentissage a été amplement développé **par Thierry Cazasnovas du Site Regenere,** car l'organisme humain, loin d'être une machine assemblée pièce par pièce, organe après organe, est une unité homogène dynamique, fonctionnelle et entièrement autonome. L'aborder séquentiellement par organe, est l'erreur monumentale commise par la médecine symptomatique moderne.

Saviez-vous que les aliments que nous consommons gaiement chaque jour, sont en fait des macronutriments ; ils sont porteurs du carburant nécessaire au métabolisme cellulaire. Ce carburant existe sous des formes multiples et variés, et on les appelle les micronutriments cellulaires essentiels.

Le **Dr Matthias RATH**, dans le cadre de ses recherches fondamentales sur les maladies cardiovasculaires, a approfondi les connaissances de l'humanité sur les micronutriments cellulaires essentiels, et il a permis au commun des mortels d'en savoir un peu plus, non dans le but d'être des médecins, mais dans l'unique objectif de permettre à chacun, d'apprendre à mieux gérer sa santé au quotidien (Site web : *www.**dr-rath**.com).*

- Saviez-vous les substances essentielles aux cellules sont les principaux fournisseurs d'énergie pour le métabolisme et qu'il n'y aurait pas de vie sans elles ?

- Saviez-vous que ces substances essentielles aux cellules - indépendamment du type de cellules - sont, en outre, nécessaires à une multitude de réactions biochimiques à l'intérieur de l'organisme de chacun de nous ?

- Saviez-vous qu'une carence chronique en substances cellulaires essentielles est la cause la plus fréquente d'une déficience de la fonction cellulaire et la principale cause de maladies, telles que l'hypertension, le diabète, les infarctus et le cancer ?

Les principales substances essentielles aux cellules sont des substances naturelles, indispensables aux millions de cellules de notre corps pour vivre et pour avoir une fonction optimale.

Les plus importantes d'entre-elles sont :

- Les Vitamines,
- Les minéraux,
- Les oligo-éléments,
- Certains acides aminés,
- Ainsi que d'autres substances naturelles importantes pour le métabolisme cellulaire.

Selon le **Dr Matthias RATH**, les micronutriments cellulaires essentiels sont indispensables à la vie. Pour vous en convaincre, je reproduis ci-dessous, le tableau synoptique qui est de sa conception et qui figure dans son livre intitulé **"A B C de la Médecine Cellulaire, Ce que vous devez savoir pour rester en bonne santé"**

Eléments fondamentaux indispensables à la vie :	Sonnette d'alarme en cas de manque :	En cas de manque la mort survient en :
Oxygène :	➢ **Etouffement ...**	➢ **Quelques minutes**
Eau :	➢ **Soif**	➢ **Quelques jours**
Alimentation : (Macronutriments = protéines, sucre, lipides).......	➢ **Faim**	➢ **Quelques semaines**
Micronutriments essentiels aux cellules : (Vitamines, minéraux, acides aminés, oligo-éléments)	➢ **AUCUN !**	➢ **au bout de plusieurs années** (Ex. infarctus, AVC, apoplexie, etc.)

Etant donné que, lors de carences en micronutriments cellulaires essentiels, aucune sonnette d'alarme n'est tirée, vous ne pourrez pas vous protéger de leurs méfaits qu'en faisant l'acquisition de connaissances appropriées et en agissant en conséquence afin de vous protéger contre leurs actions sournoises de sape de votre santé.

Cette acquisition de connaissance, vous pouvez la faire à **"l'Ecole de la santé et de la vie" à l'ONG "CESAR-BENIN"**. Aucun médecin n'a reçu la formation adéquate (tout simplement parce que les techniques naturelles et simples de santé ne font pas partie de leur cursus universitaire, voyez-vous ?) pour vous accompagner dans la supplémentation au quotidien des micronutriments cellulaires essentiels dont vous avez besoin pour traiter par l'approche nutritionnelle, votre hypertension, votre diabète, votre obésité, vos arthroses du genoux, toutes les maladies chroniques du foie, et vous aider à agir de manière préventive dans la survenue de tous les cancers.

Pourquoi continuer de s'empoisonner au quotidien, en toute ignorance et toute inconscience, en consommant en toute négligence et malheureusement avec délectation, des aliments malsains et impropres à soutenir la vie saine de nos cellules, qui ne sont que des bombes explosives à effet retard dans notre organisme, qui participent avec certitude, mais lentement et sûrement, à la survenue d'un dangereux cancer, d'une hypertension sévère et chronique qui induira à coup sûr la destruction à votre insu de toutes vos fonctions rénales, que personne ne sait réellement comment vous aider avec certitude à vous en débarrasser ?

En matière des maladies cardiovasculaires, la catastrophe est de tomber malade, car la médecine conventionnelle, essayera de faire avec vous, ce qu'elle sait faire le mieux, qui est de **vous soumettre à un traitement palliatif à vie** qui ne guérira rien en vous, *mais qui saura au mieux, vous apaiser et vous* ***"endormir"*** *pour vous donner la latitude de vous empoisonner davantage au travers de votre alimentation* ***"malsaine"*** *jusqu'à la survenue de la crise cardiaque et fatalement la mort.*

Il est temps que chacun se réveille, et aide son voisin à prendre conscience du risque que nous prenons tous en fuyant notre responsabilité au regard de notre santé, qui se révèle être le plus important des deux capitaux les plus précieux, que **Dieu, l'Architecte perpétuel de toute vie** nous a gratifié dans son immense générosité et dans son inaltérable bonté.

Oui, il nous a donné **le temps** et **la santé**.

A chacun de se donner la détermination et la rage d'apprendre à les gérer avec efficience et bonheur, dans la joie de vivre sur notre si belle terre.

N'oublions jamais que nous sommes **d'une essence divine**, et que la haine, la jalousie, la souffrance, les remords, ni la maladie n'ont rien de divin. Il va s'en dire que nous nous fourvoyons quelque part, en dehors de l'essence véritable de notre nature d'être vivant, qui gouverne notre étincelle divine par excellence, **<u>certainement à travers notre alimentation toute cuite et/ou sophistiquée à outrance</u>**. Et **Michèle Karen Werner** dans son livre **"L'Alimentation Vivante : Le miracle de la vie"** ne saurait mieux dire.

La santé est de la responsabilité de chaque individu, très exactement comme l'alimentation !

Le moment et la manière d'avoir faim est fonction de chacun. De même, on s'alimente toujours en fonction de ses goûts et de ses habitudes nutritionnels. Aussi, chacun est libre de s'alimenter comme bon lui semble en fonction de son pouvoir d'achat du moment, en l'absence de toute préoccupation immédiate quant à sa santé. On a faim, et on mange ; un point un trait ; c'est de cette manière que réfléchit Monsieur tout le monde.

En matière alimentaire, nous faisons tous très exactement, voire un peu comme le fils prodige, qui vient de réussir dans la vie, et qui s'est acheté une Moto ou une très belle voiture 4 X 4, et qui est- grisé, voire obnubilé par sa réussite dans la vie, dans la joie et le bonheur de sa nouvelle propriété, et qui se lance à s'y méprendre à vive allure sur l'une de ces routes nationales inter-état du BENIN, parsemées de mille et un trous, défonçant la chaussée sur plusieurs kilomètres. Le résultat, est qu'il n'arrivera jamais à destination.

Car, dans cette inconscience, doublée d'une irresponsabilité manifeste qui caractérisera à coup sûr, sa conduite désinvolte, un accident est très vite survenu, et c'est la catastrophe irréparable qui se produit dans sa vie.

En matière alimentaire, tout se passe très exactement de la même manière, jusqu'à la survenue de la toute première sérieuse grave maladie.

La maladie est de la compétence indiscutable et exclusive des médecins, tandis **que la santé est de la responsabilité incontournable et non négociable de chaque individu au quotidien, à travers tout ce qu'il mange, ce qu'il boit et la qualité de son milieu de vie.**

Devant la maladie, voire la très grave maladie, le réflexe recommandé est bien sûr l'hôpital, car ne l'oublions jamais, **les médecins et les praticiens de la Médecine, sont tous des professionnels de la maladie, et reconnus comme tel par la loi, car sauf exceptions rares sous nos cieux, ils n'auront aucun compte à rendre à la justice, si vous perdez la vie des suites des erreurs médicales découlant de leurs soins.**

Ils ont appris, tout le long de leur cursus universitaire en faculté de médecine, tout sur l'anatomie pathologie de l'homme; tout sur la maladie, depuis sa survenue, ses complications et les outils chimiques à leur disposition pour une éventuelle guérison dans le cadre d'une prise en charge immédiate, sans oublier tous les dégâts collatéraux probables, connus et inconnus.

Les Hygiénistes (comme les appellent nos frères canadiens**), les Naturopathes** ou **les Diététiciens Holistiques** (pour nos frères français), ou même **les Conseillers Nutritionnistes en Médecine Cellulaire** (pour nos frères allemands), sont quant à eux, **des professionnels de la santé.** Ils ont appris par quels moyens thérapeutiques, avec quelle alimentation, sous quels comportements et sous quel mode de vie, l'on peut vivre dans le bonheur, dans le bien-être et la santé ; sans jamais connaitre la très grave maladie sévère ou chronique.

Ils savent comment vous aider à disposer dans votre organisme, des défenses immunitaires renforcées à toute épreuve. Ils savent même si vous ne souffrez pas encore d'aucune maladie, comment vous aider à vous prémunir de manière toute naturelle, à travers votre alimentation et la supplémentation en micronutriments cellulaires essentiels, afin de vous éviter la survenue de toute grave maladie.

En un mot, **ils ont une notion très fine de la santé individuelle, la santé qui relève à n'en point douter du domaine privilégié de la responsabilité privée de chaque individu,** afin de nous aider à éviter, tous les petits empoisonnements anodins de tous les jours, à travers notre alimentation personnelle, familiale et/ou collective, voire dans notre environnement et même dans notre milieu de vie.

Cette science qu'est la diététique holistique qui relève du très vaste domaine de la médecine, est très différente des connaissances que la faculté donne à nos médecins, et principalement à nos nutritionnistes, qui savent tout des aliments, de leur innocuité ou même de leur toxicité, **mais ils ne peuvent nullement vous assister efficacement sur la vitalité préventive voire curative de tel ou tel aliment.**

En vérité, pour guérir de toute maladie, le médicament chimique à lui tout seul, ne suffit jamais. **La solution indispensable réside certainement dans la modification de ses comportements nutritionnels, de son mode de vie et de la gestion que nous faisons de nos pensées, de nos émotions et de notre vie spirituelle.**

C'est tout cela que précise **la Médecine Holistique**, doublée de **la Médecine Cellulaire,** avec toute la supplémentation en micronutriments cellulaires essentiels. Car l'alimentation à elle seule aussi, ne suffit pas.

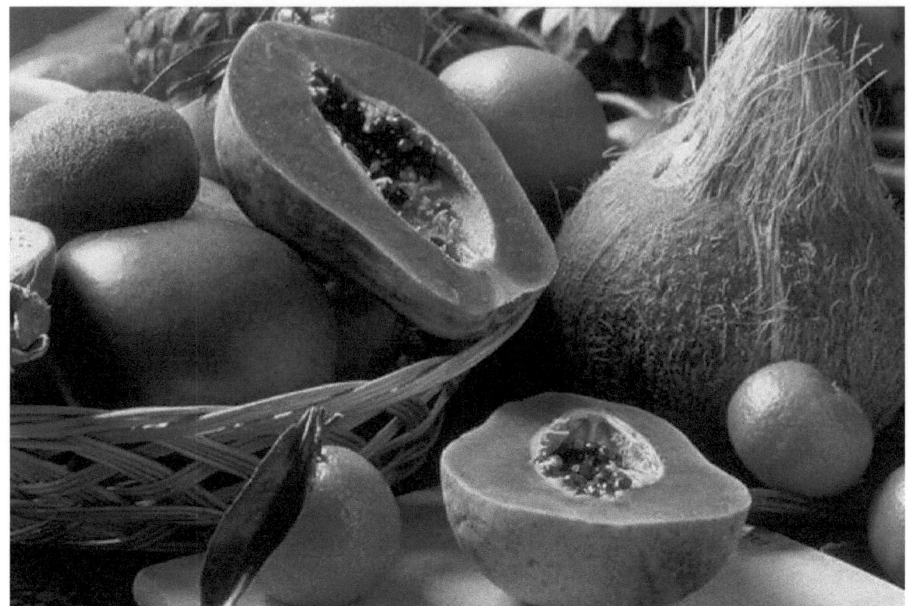

(Image tirée du Livre «Homme originel» de Dominique Loup)

Car tout est dans la synergie d'action de toute l'équipe des substances qui concourent à la guérison de la maladie, et donc à la régénération de la santé.

L'Alimentation, les Micronutriments Cellulaires essentiels, les Vitamines, la Gestion des Emotions, du Mental et de notre Vie spirituelle, ne peuvent être efficaces, que dans la synergie totale et complète d'une action collective en Equipe dans l'organisme pour la régénération de la santé perdue à travers la maladie.

Dans cette synergie d'action, l'effet de groupe est beaucoup plus important et bien plus efficace que celui de chacune des substances, pris isolément.

Pour tirer le meilleur profit de la thérapie mise en œuvre pour vous aider à véritablement guérir d'une grave maladie, il est important que vous ayez la conscience claire la plus précise possible sur le fait que toutes les substances et modifications de comportements que nous vous prescrivons, fonctionnent très exactement comme feraient tous les membres d'un **orchestre** ou d'une **équipe de football.**

Ce dont votre organisme a besoin, ce n'est jamais d'une seule substance nutritive fortement dosée, mais plutôt d'une combinaison particulière de micro, de macro nutriments et de la bonne humeur fondée sur des dispositions mentales positives,

pour redynamiser la vie saine au niveau de toutes vos cellules, surtout si vous souffrez d'une grave maladie sévère et chronique comme le cancer !
Si cela n'est pas malheureusement votre cas, alors sachez que votre cancer évoluera de plus belle, **en raison de votre opposition sociale, mentale et rancunière, voire hésitante ;** car le doute qui règne en permanence en vous, est par essence, la négation même de votre guérison. Car ne l'oublions jamais, le cancer avant d'être une maladie qui vient terrasser le corps physique, après une période de latence de 8 à 20 longues années pendant lesquelles, les cellules cancéreuses mûrissent à bas bruit en nous **(sans aucune possibilité de véritablement les détecter, ni à la palpation, ni à l'échographie, ni à la mammographie, car elles sont inférieures à un milliard de cellules, pour un poids inférieur à 1 gramme, donc non détectable)**, est au prime abord une maladie qui prend naissance dans notre subconscient, et est par conséquent une grave maladie de l'**Âme**.

Mais dîtes-vous bien qu'à partir du moment où elles sont détectées, pour une colonie chiffrée à **un milliard de cellules cancéreuses** pour un **poids total d'un gramme**, elles n'ont besoin **que d'une seule année** pour atteindre le chiffre faramineux de **Mille milliards de cellules cancéreuses** pour un poids total de **1000 grammes**, **ce qui est synonyme de mort** de la victime.

Nous venons ainsi de vous commenter la **Courbe de COLLINS** (que nous analyserons plus en détail au Chapitre 18 de notre présent Guide de Santé) sur l'évolution de la cancérisation dans le corps humain. Au regard de toutes ces explications, pensez-vous que les Campagnes de dépistage du cancer menées tambour battant à coup de millions de Francs CFA, sont-elles vraiment justifiées ?

On dépisterait quoi donc ? **Un cancer relativement avancé, avec un nodule de plus d'un gramme**, donc dépassant déjà **le milliard de cellules cancéreuses** !
Nous sommes là, en face d'un dépistage non plus préventif, **mais d'un réel dépistage de cas véritablement avancés de cancer**, avec déjà de gros risques pour les patients.
Pourquoi les politiciens désignent-ils de telles campagnes de dépistage sous l'appellation **dépistage préventif voir précoce de cancer ?**

Qui veut-on tromper ?

Le peuple certainement ! Pour tout juste leur montrer que l'on s'occupe de leur santé !

Ce sont là, les conclusions révolutionnaires que nous transmet le **Dr Christian TAL SCHALLER** dans l'ensemble de toutes ses publications sur les techniques naturelles de santé, et le **Dr Mathias RATH**, dans ses recherches sur la Médecine Cellulaire, que nous pouvons lire dans sa publication intitulée : « **Les animaux n'ont pas d'attaque cardiaque, les hommes si..... ».**

Et comme dirait **Georges Braque « L'important n'est jamais de convaincre, ni de persuader, mais de forcer chacun à réfléchir »**, alors je nous invite à véritablement réfléchir pour terminer, sur les pensées qui suivent :

« Il est plus difficile de désagréger un préjugé qu'un atome ». Albert Einstein

« Attendre d'être malade pour se soigner, c'est attendre d'avoir soif pour creuser un puits » avec le risque de ne pas pouvoir étancher sa soif avec l'eau qui sortira de votre puits, car vous serez mort bien avant. **Proverbe Chinois**

« Prends bien soin de ton corps pour que ton Âme ait envie d'y habiter le plus longtemps possible. » *Le cas échéant Elle t'abandonnera à tes tourments d'ici-bas, dans un corps rongé par la maladie, qui redeviendra très vite poussière.* **Proverbe Chinois**

« La folie est de toujours se comporter de la même manière et de s'attendre à un résultat différent ». **Albert Einstein**

« Le début de ce troisième millénaire est marqué par des décès causés à plus de 90% par les conséquences des maladies non transmissibles, et non par des maladies infectieuses donc transmissibles. » **Rapport de l'OMS Déc 2001**

Croire que l'on a tout essayé parce qu'on a été une victime docile de campagnes officielles de désinformation, est une erreur fatale.

Ne pas traiter la blessure psychique initiale enfouie et non verbalisée revient à laisser en place les braises après avoir éteint un feu.

Si l'on est effrayé(e) par le fait de ne pas accepter la chimio, ALORS IL FAUT LA FAIRE.

Mais si l'on est effrayé(e) par le fait de se soumettre à la chimio et que l'on préfère autre chose, ALORS IL NE FAUT PAS LA FAIRE.

Personne n'a le droit de se substituer au choix du malade, quel qu'il soit :

Méfiez-vous des prudents qui vous veulent du bien, ... ils sont dangereux !

Ne faites pas partie de ceux-là, qui meurent par politesse

Toutes ces belles pensées viennent susciter notre intelligence pour nous amener à mieux réfléchir sur notre condition humaine d'être vivant fragile, à la merci de toutes les infections.

Mais dites-vous bien que le cancer n'est pas une maladie microbienne. Il n'est ni bactérienne, ni virale !

Les praticiens de la santé parlent souvent du cancer en termes de cellules mutantes. Certains parlent même de cellules folles. Aucune cellule biologique ne devient folle, pour survivre elle essaie de s'adapter à son milieu de vie, tout simplement. Cela est très vrai, car toutes les cellules qui, aux termes de leur vie cellulaire, ou dans le parcours de leur vie cellulaire, connaissent des milieux de vie non propices au développement et à l'achèvement naturel de leur vie cellulaire dans le cadre de la mission à elles dévolue dans la synergie des fonctions de toutes les cellules composant le corps humain, et qui refusent de succomber prématurément à toute apoptose, connaissent une dégénérescence de leur formule ADN, et changent de nature et de fonction de manière unilatérale, pour devenir des cellules mutantes afin de continuer de vivre tout de même et alors dans leur ancien milieu devenu très acide du fait du choix du mode de vie de leur hôte, c'est-à-dire l'homme.

Mais le corps humain ne peut s'épanouir de l'intérieur avec des cellules mutantes dont il n'a nullement besoin, car elles ne s'intègrent plus dans aucune synergie de fonctions vitales pour le développement et l'épanouissement du corps humain.

L'apoptose, c'est la mort naturelle de toute cellule, aux termes de sa vie biogénique normale. Mais il se fait que pour des raisons du caractère fortement acide du milieu tissulaire, les cellules ne peuvent vivre et continuer de jouer pleinement les fonctions qui leur sont dévolues dans la synergie de la vie du corps de l'homme ou de la femme.

Dans une dynamique du réflexe de survie propre à tous les êtres vivants, la cellule qui ne peut plus bénéficier d'un milieu tissulaire alcalin, propice à sa vie dans le concert des cellules du corps, décide unilatéralement de changer la formulation de son ADN pour s'adapter aux conditions tissulaires particulières super acides que lui impose, hélas son hôte, l'homme ou la femme, maître de son propre corps, et qui choisit de le nourrir comme bon lui semble, au détriment de toute règle biogénique de bon sens.
Eh oui, c'est cela le hic, qui favorise la maturation de toutes les cellules cancéreuses de leur état embryonnaire, dans lequel elles vivaient sans coup férir en nous depuis que nous étions de tous petits nourrissons.

Nous l'avions dit tantôt, le cancer n'est pas une maladie bactérienne, n'est pas non plus une maladie virale.

En un mot, aucun cancer n'est véritablement une maladie microbienne.

La survenue du cancer a été facilitée par le niveau excessif de l'acidité des tissus biologiques du corps humain.
Le cancer ou la tumeur cancéreuse, de même que les métastases ne sont véritablement pas la maladie, ni l'ennemi à neutraliser. Ils ne sont que les conséquences de l'excès d'acidité du terrain. L'excès d'acidité qui est d'une origine alimentaire à plus de 70%, est la véritable maladie.

C'est chacun, par son alimentation inadéquate et inappropriée, en totale dysharmonie avec notre programme biogénique, qui amène les cellules cancéreuses de l'état embryonnaire qui était la leur, à maturité. Lesquelles cellules que nous hébergeons tout naturellement en nous, , pour qu'elles deviennent pathogènes pour donner naissance à des nodules et à tumeurs malignes, donc cancéreuses. C'est cela la triste vérité.

Donc le vrai et l'unique responsable de la survenue de notre cancer n'est que nous-mêmes, dans notre orgueil nutritionnel, dans notre ignorance ou dans notre inconstance dans la pratique d'exercice physique afin d'inonder notre corps d'un flux abondant d'oxygène vital.

Le traitement chimique ou chirurgical de la maladie cancéreuse est d'une absurdité scientifique ahurissante. La maladie cancéreuse elle-même est une maladie essentiellement acide, qui ne se développe que dans un terrain notoirement acide.
La traiter avec une thérapie radicalement acide comme la chimio ou la chirurgie est un véritable non-sens. On feint tout simplement d'oublier l'ensemble des tissus qui constituent le milieu de vie de la cellule cancéreuse qui est totalement acide, milieu acide qui constitue la condition chimique favorable devant générer d'autres nodules et d'autres tumeurs au plus vite.

La solution du cancer est dans la prévention. De même, la thérapie fondée essentiellement sur l'approche nutritionnelle, doublée de la supplémentation en micronutriments cellulaires essentielles se révèle être la meilleure des thérapies dans la prise en charge efficiente de tous les cancers, quel qu'ils soient, parce qu'elle s'attaque à la neutralisation de la cause première qui a rendu possible, la survenue du cancer : c'est-à-dire **l'excès d'acidité chronique des tissus**.

Il s'agit bien sûr d'un traitement long et très difficile à supporter (régression totale de vos tumeurs et de toutes les douleurs au bout de trois à six mois, puis rémission sur au moins cinq longues années), véritablement naturel.

Notre code de conduite, c'est **la RIGUEUR, la DISCIPLINE, le COURAGE, et la PERSEVERANCE dans la joie d'une rémission bien conduite sur cinq ans au moins.**

L'Afrique était malade des parasites et des infections, mais jamais de cancer auparavant

L'Afrique et singulièrement le BENIN, ne connaissaient pas, il y a un siècle, voire deux, les ravages funestes de toutes ces graves maladies non transmissibles qui se nomment, HTA, Diabète, Arthroses, Cancers.

Nos populations avaient, en ces temps-là, des comportements alimentaires des plus simples, basés essentiellement sur la consommation de nos produits locaux, consommés crus ou cuits, en l'absence de toute adjonction d'ingrédients pouvant avoir des conséquences dégradantes pour leur santé.

Les populations africaines ne consommaient pas de sucre de synthèse, fabriqué de manière industrielle, pas d'exhausteurs de goût, à la dimension des Glutamates Mono sodique et tous ses dérivés, le lait de vache de production industrielle était méconnu, seule une petite production locale était consommée par les peuplades éleveurs nomades, dans son état brut, non pasteurisé.

Les huiles "trans" obtenues par hydrogénisation, ou par décoloration par des procédés thermochimiques, n'existaient pas.

A cette époque, les peuplades africaines vivaient de l'agriculture de voisinage, de la pêche pour certains, de la cueillette et de la chasse. Elles souffraient de parasitoses, et aussi d'infections en raison de leur ignorance des règles et principes élémentaires d'hygiène.

Mais la terrible maladie nommée Cancer était inconnue dans nos contrées avant la période coloniale, qui a marqué le point de départ de notre nouveau mode de vie, et de toutes nos nouvelles habitudes nutritionnelles, car l'africain a choisi de s'émanciper et de faire comme le "blanc".

L'Afrique civilisée, mais plongée dans la déchéance avec les maladies de la civilisation

Avec l'invasion de la culture occidentale, nous avons beaucoup appris en hygiène de vie, et avons vaincu la plupart des grandes épidémies qui décimaient les populations africaines.

L'instruction et l'éducation ont permis à toutes les populations africaines de connaitre une véritable émancipation dans tous les domaines de la vie.

Les changements de comportement des populations, qui ont accompagné l'œuvre civilisatrice de nos contrées par l'envahisseur "blanc", ont induit de nouvelles pathologies, restées jusqu'alors inconnues chez nous. Elles ont pour nom : obésité, hypertension, diabète, asthme, arthroses, phlébites et cancer, pour n'en citer que quelques-unes.

Après l'indépendance acquise par l'ensemble des pays africains francophones dans les années 1960, des efforts de formation de nos jeunes enfants, ont permis aux administrations de nos pays respectifs de disposer de cadres compétents dans maintes domaines de la vie courante :

- administration des ministères et des collectivités locales,
- services de la poste et des télécommunications,
- services de la jeunesse, de l'éducation et de la santé,
- service des transports/rail et route,
- services de l'agriculture, de l'élevage, de la forêt et de la chasse,
- services des armées, etc.

Une petite bourgeoisie urbaine voit le jour, avec des habitudes de vie qui sont directement copiées de ce que faisaient les ''colons'' blancs.

L'africain s'est mis à boire des boissons alcoolisées importées, à consommer des conserves, à consommer du sucre blanc inconnu auparavant, à déguster des gâteaux et des confiseries, en un mot, tout ce qui pouvait contribuer à détériorer la puissance de ses défenses immunitaires.

Fragilisé de l'intérieur de ses entrailles, l'africain a commencé par souffrir de toutes nouvelles maladies inconnues auparavant, comme le diabète de type 2, l'hypertension artérielle, l'obésité, les arthroses, les cancers, etc.

L'Afrique indépendante, mais soumise et conquise dans son intelligence

De nos jours, force est de constater que les objectifs civilisateurs du colonisateur occidental, n'étaient pas désintéressés. Tout a été pensé et réalisé de manière à ce que les zones d'influence du colonisateur, soient des territoires de la périphérie de l'économie et de la civilisation occidentale de la métropole.

Mieux, le colonisateur a, dans sa stratégie civilisatrice, tout organisé et tout programmé de manière décentralisée, sans jamais perdre la main mise qu'il est supposé avoir sur l'orientation de toutes les grandes décisions de la hiérarchie dominante de toutes les jeunes nations africaines, dans tous les domaines, politique, économie, santé, éducation, défense, tout en nous faisant croire à une indépendance qui ne l'est que de nom.

Si non comment comprendre que les plus haut cadres africains de médecine, n'aient pas la liberté de réfléchir par eux-mêmes, pour définir des protocoles thérapeutiques face aux multiples maux qui déciment la population africaine ?

Comment comprendre qu'ils soient, pour des questions de déontologie ou de soumission à l'ordre professionnel des médecins, contraints d'appliquer des protocoles préétablis et validés par l'Organisation Mondiale de la Santé (OMS) ?

Comment comprendre une fois encore, que nos médecins, qui sont tous des chercheurs diplômés de troisième cycle, des professeurs agrégés, n'aient pas la liberté de réfléchir par eux-mêmes pour trouver des thérapies idoines aux maux qui assaillent les populations africaines comme ont pu le faire en son temps, des médecins comme **le docteur allemand Louis KUHNE** qui a découvert dans les années 1900, ce que nous appelons de nos jours **le bain dérivatif (cf. le livre "La Nouvelle Science de Guérir Sans médicaments et sans opérations"** par Louis KUHNE, en s'inspirant du bio mimétisme des animaux qui se lèchent l'entre-jambe pour se soigner de très nombreux maux de leurs espèces.

Tout cela veut dire que, même si dans son intime conviction, un oncologue se trouve être convaincu que la chimiothérapie ou la chirurgie, voire la radiothérapie, ne peuvent en aucune manière, être véritablement efficaces pour guérir le cancer, il doit tout de même jouer le rôle funeste de l'avocat du diable, vêtu de sa toge d'agrégé ou de professeur en médecine, pour nous injecter le cocktail mortel de la chimiothérapie, sans jamais accepter de se l'injecter à lui-même, et surtout pas à ses proches parents.

C'est également dans ce sens que nos médecins acceptent tous de valider les grandes Campagnes politiques de dépistages précoces des cancers, sans pouvoir logiquement offrir aux malades recensés, les thérapies idoines, en liaison à ces dépistages dits faussement précoces (voir plus loin, **la Courbe de Collins**), car le seuil de l'irréversibilité est déjà franchi depuis très longtemps.

Cancer et grandes Confidences d'un oncologue à son frère aîné Tobias

L'intelligentsia africaine soumise, mais limitée et incomprise des siens

Le grand frère d'un oncologue d'un pays voisin francophone, qui constate un petit nodule dans son sein gauche, informe son jeune frère le médecin oncologue, pour obtenir son assistance avisée, parce qu'il est médecin spécialiste du cancer.

Après moult analyses et biopsie, le médecin dit à son frère qu'il n'a rien de grave ***(premier mensonge),*** et de ne surtout pas s'inquiéter ***(deuxième mensonge),*** car ce ne sont que des manifestations de l'âge ***(troisième mensonge le même jour, en moins de cinq minutes ; le grand frère n'avait que 55 ans, donc l'âge ne pouvait pas être logiquement invoqué)***.

Quelques cinq mois plus tard, le petit nodule devient une véritable boule, une tumeur avec des ganglions dans les aisselles de notre quinquagénaire. Dans le doute de ne pas savoir s'il doit continuer de faire confiance à son jeune frère le médecin spécialiste des cancers, notre patient qui ne manquait pas de connaissance, fait des recherches sur le net, et découvre la vérité sur sa maladie.

Fou de rage, il se rendit au domicile de son frère le médecin, qui en voyant son grand frère rentré chez lui dans une colère indicible, demanda avec grande hésitation, les nouvelles de son nodule du sein gauche.

Sans rien dire, le grand frère ôta sa chemise pour montrer à son frère que le nodule a bien grossi pour devenir une tumeur. Tout confus, le médecin se perd les pédales dans des bégaiements impromptus pour finir par lui dire que son mal est sérieux, mais qu'il n'envisage aucun traitement dans l'immédiat.

Cette réponse du médecin à son frère aîné, lui parait incompréhensible. Et ce dernier de lui demander avec colère et énervement le pourquoi ?

Le médecin répond à son frère que toutes les thérapies dont il dispose présentement ne lui donneront aucune chance de véritablement guérir de sa maladie, sans oublier les risques de dégénérescence physique et corporelle liés à la chimiothérapie, les risques de prolifération des cellules cancéreuses qui découleraient de l'ablation par la chirurgie, sans aucune certitude de réussir à vider la glande mammaire, de la racine même de la tumeur.

Nous sommes limités dans ce que nous faisons à l'hôpital en matière de cancer, a-t-il ajouté, mais nous ne pouvons faire que cela, si seulement si nous arrivons à soulager nos patients pour un temps !

Les thérapies officielles de traitement du cancer

Si tu veux guérir de ton cancer, les thérapies officielles ne sont pas indiquées, car elles te conduiront certainement à ta perte, après t'avoir ruiné financièrement et physiquement

Devant l'incapacité de son jeune frère, grand médecin spécialiste du cancer dans le plus grand hôpital de référence de son pays, le frère aîné souffrant d'un cancer du sein gauche, refuse d'attendre la mort sans rien faire.

A force de recherches et de contacts avec tous ceux qui ont vaincu le cancer par des voies non officielles, **Tobias** (pour les commodités de la rédaction, appelons le frère aîné par ce prénom), finit par découvrir un thérapeute qui utilise **l'approche nutritionnelle doublée de la supplémentation en micronutriments cellulaires essentiels.**

En effet **Tobias**, dans ses recherches, a découvert que le cancer est à plus de 50% d'origine nutritionnelle, sans négliger l'impact de tous les stress, qu'il se doit d'apprendre à maitriser et à bien gérer afin de se dégager de ce sacré pétrin qu'est le cancer, devant lequel, la médecine moderne, sans clairement l'avouer a jeté l'éponge.

Après quelques six mois d'application rigoureuse de la thérapie nutritionnelle qui lui a été prescrite, la tumeur de **Tobias** cessa non seulement de grossir, mais se mit à régresser, au grand soulagement de ce dernier.

Six nouveaux mois plus tard, sa tumeur était du passé *(la situation nouvelle de son cancer du sein a été confirmée par les analyses biomédicales et autres échographies réalisées sous le contrôle de son jeune frère, le médecin spécialiste du cancer).*

Tobias vient de s'engager dans une période de rémission de cinq années consécutives, période pendant laquelle, il doit continuer d'observer avec rigueur, persévérance, discipline et détermination, le protocole thérapeutique qui lui a permis d'obtenir ce fabuleux résultat, resté incompris et qui étonne son jeune frère, grand médecin spécialiste du cancer à l'hôpital de référence de son pays.

La thérapie suivie par **Tobias**, dans la prise en charge de son cancer, est exclusivement nutritionnelle, doublée d'une supplémentation en micronutriments cellulaires essentiels.

- Quoi de mal à manger sainement et de manière holistique ?

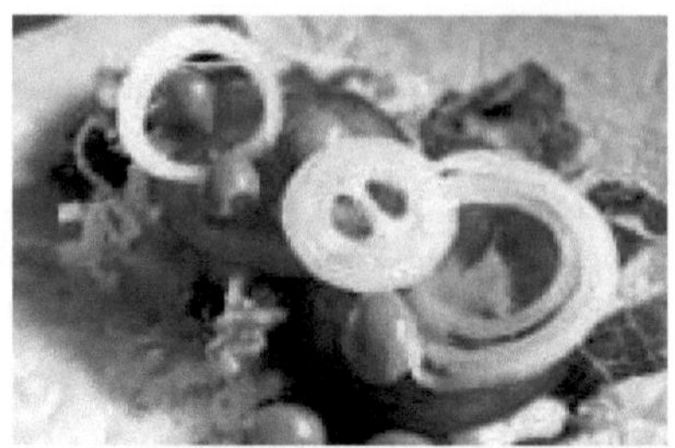

Un bon plat de crudités avec des légumes à feuilles vertes

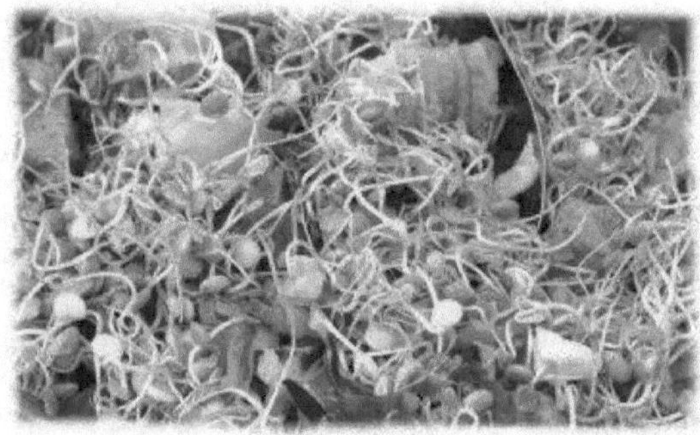

Un Plat de crudités avec des graines germées, quelle délice !

- Y-a-t-il un danger avéré à prendre de la Vitamine C, même si c'est à de fortes doses ? Je pense que non, car la vitamine C n'est pas stockée dans l'organisme, et tout surplus est naturellement évacué à travers les fèces. En plus la Vitamine C est atoxique, et ne peut générer aucune lithiase ni aucun calcul rénal.

- Y-a-t-il un danger avéré à prendre de la Vitamine B complexe, pour prévenir toute anémie ? En effet la survenue de l'anémie est une forte probabilité, dès lors que l'on ne consomme que des végétaux crus.

Que personne ne nous trompe !

Les cellules cancéreuses ne prolifèrent que dans un terrain acide. Ensemencées sur **des aliments cuits (réputés être acides, les plats de cuidités sont dépourvus d'oxygène)**, les cellules cancéreuses prolifèrent, tandis qu'elles meurent sur **des aliments crus (réputés alcalins, les plats de crudités sont riches en oxygène)**. Cette vérité de tous les temps, a été révélée au monde entier par **Mme Anne**

WIGMORE, de l'Institut HIPPOCRATE de West Palm dale Beach de Floride aux USA.

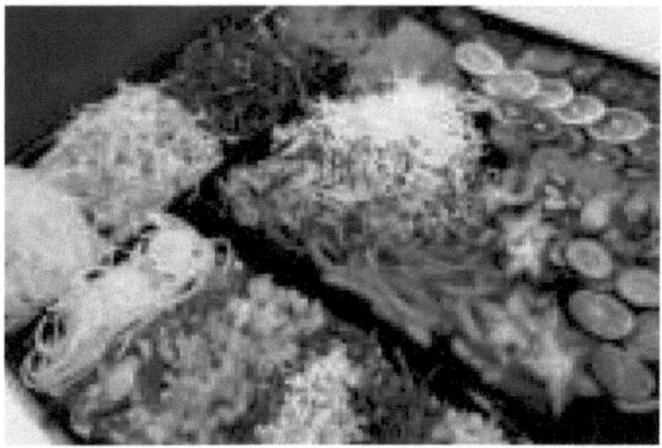

Les cuidités sont donc des complexes acidifiants pour l'organisme humain, donc ils génèrent à n'en point douter une véritable agression au niveau interne de nos tissus, induisant ainsi, la mobilisation générale de toutes nos défenses immunitaires.

Test de la leucocytose digestive

Après un repas cuit, on constate une forte augmentation du nombre des globules blancs dans le sang : c'est la **"leucocytose digestive". Kouchakoff** en déduit qu'il s'agit d'une réaction organique de défense, comme l'est celle qui se produit après intrusion microbienne dans l'organisme.

Le test de la leucocytose digestive confirme donc **le rôle néfaste en général de la cuisson des aliments pour l'organisme.** Il s'agit de suivre l'évolution du taux de globules blancs dans le sang après l'ingestion de divers aliments, en sachant que l'organisme, soumis à une agression, réagit par une mobilisation de ces leucocytes (hyperleucocytose).

> Ne pas attendre d'être malade du diabète, de l'hypertension artérielle ou du cancer pour modifier radicalement son alimentation.
>
> Choisir de se nourrir sainement d'une manière préventive sur la durée, est beaucoup plus sage.

Certains aliments, et surtout certains modes de cuisson, déclenchent ce phénomène (**Kouchakoff** a entrepris les premières études à ce sujet en 1927) :

- **Leucocytose normale : 5 à 7 000**
- Leucocytose après ingestion :
  - de légumes ou fruits crus : **normale,**
  - de légumes cuits à la vapeur : **hyperleucocytose modérée : 10 à 12 000**
  - cuits à l'autoclave (cocotte-minute) : **forte hyperleucocytose à 20 000 et plus en quelques minutes,**
  - les charcuteries, conserves, sucre raffiné, vin, vinaigre d'alcool, **provoquent également une forte hyperleucocytose,**
  - légumes crus + légumes cuits à la vapeur : **normale,**
  - légumes cuits +légumes crus : **hyperleucocytose modérée,**
  - légumes crus + légumes cuits à l'autoclave : **hyperleucocytose à 15-20 000.**

Ainsi, seuls les aliments crus ou cuits sans excès n'agressent pas, ou peu, l'organisme, et se comportent donc comme des substances physiologiques ; le fait d'inaugurer le repas par des crudités temporise l'agression des autres aliments s'ils doivent être cuits, à condition de ne pas utiliser l'autoclave.

Le plus difficile est de s'engager dans la modification radicale de la structure de son alimentation en accordant la plus grande proportion aux plats de crudités, aux jus de fruits et légumes centrifugé, aux noix, etc.

Pour bien comprendre et accepter de s'engager dans cette voie, de la modification de son alimentation, il est important de s'inspirer de l'expérience de ceux qui ont réussi à se régénérera totalement, dans leurs os, dans leur mental, et dans leurs entrailles et dans leur forme plastique.

Comprendre ma démarche et saisir la bonne nouvelle de la régénération…

De Thierry Casasnovas

Cette fabuleuse Communication de mon ami et Maître, Thierry CASASNOVAS, mérite bien d'être présente dans Mon présent Guide de Santé, au rang de témoignage vivant, de cas effectivement vécu, concernant un homme, un véritable expert en santé naturelle de notre si belle époque, qui a vécu et qui continue de vivre la régénération dans son mental, dans ses os et dans sa chair (ndlr).

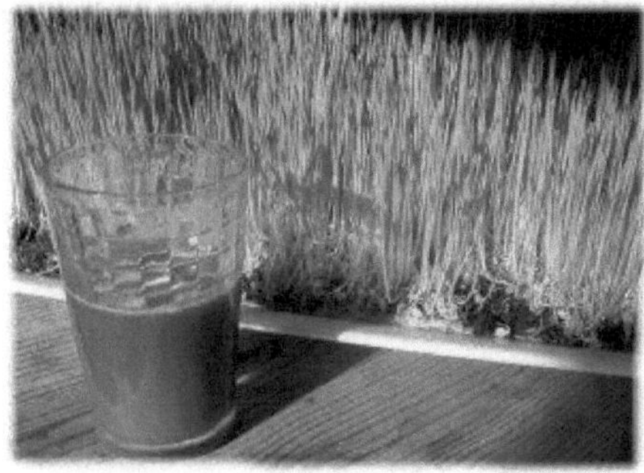

Un jus vert de jeunes pousses de blé : un véritable nectar !

1 La maladie et la guérison :

Du fait de notre éducation et notre culture, notre regard est focalisé sur le symptôme et nous percevons la « maladie » (c'est à dire tout symptôme, toute manifestation dans notre corps) comme une fatalité et un fait arbitraire alors qu'il ne s'agit en réalité que d'un signal. Le symptôme est un indicateur d'un dérèglement sous-jacent, le symptôme n'est pas un « problème » en soi…

Ce signal ou symptôme renvoie à un encombrement de notre système dont le fonctionnement normal est perturbé.

Je ne connais qu'une seule « maladie » : l'encombrement de notre système qui de fait ne fonctionne plus de manière adéquate.

Le corps humain est parfait à l'origine, il fonctionne parfaitement sur tous les plans, spirituel, mental, émotionnel et physiologique, tel est mon postulat de base que je vérifie chaque jour. Ce sont les couches d'encombrement et d'obstructions que nous rajoutons qui entravent la manifestation de cet état parfait.

En ce sens la maladie (le symptôme) est une illusion qui nous aveugle et nous empêche de percevoir en profondeur combien notre système est encombré et congestionné.

Ainsi la plupart des maladies sont en réalité « seulement » des congestions.

Certaines approches médicales qui consistent à s'attaquer aux symptômes pour les éliminer sont du même ordre que l'attitude qui consisterait à détruire les voyants d'un tableau de bord nous indiquant une panne dans un véhicule, pour ne pas les voir. Mais si la jauge à essence nous indique que la panne sèche approche, il ne servira à rien de détruire le voyant, cela ne changera rien, la panne sera inéluctable.

L'approche symptomatique (qui est celle de la médecine moderne actuelle) consistant à systématiquement détruire les indicateurs et autres « jauges » nous rendant compte de l'état interne de notre corps.... Est radicalement non scientifique, vaine, puérile et nous condamne à moyen ou long terme à de graves conséquences très fâcheuses pour notre santé.

D'une vision symptomatique il est donc nécessaire et « vital » de passer à une approche centrée sur le terrain, c'est à dire l'état profond des tissus, glandes et organes.

Le modèle que je propose et que je développe au travers de mes conférences dans ce site vise à s'intéresser au terrain et non pas aux symptômes.

2 La bonne Nouvelle

Cet univers, cette création, est gouvernée par des lois qui s'imposent au vivant quel qu'il soit. Nous feignons d'ignorer ces lois, par arrogance, par orgueil, mais ces lois s'imposent à nous malgré tout ..

Le regard symptomatique de la société actuelle et de certains courants médicaux vont à l'encontre de la loi certainement la plus importante en ce qui concerne la « santé » humaine : **la loi de l'homéostasie**.

« Tout système laissé à lui-même en l'absence de perturbations va revenir spontanément à l'état d'équilibre au travers d'une série de réactions dites (processus régulateurs) »

Autrement dit, le corps va faire ce qu'il faut, par lui-même, pour retourner à l'état d'équilibre, à condition que nous éliminions les perturbations qui empêchent son fonctionnement normal et que nous laissions s'accomplir sans les entraver les « processus régulateurs » (il s'agit donc de les connaître, de les comprendre, de les accueillir et de les faciliter)

Ainsi, selon la loi de l'homéostasie, c'est la caractéristique essentielle de tout être vivant en général et de l'être humain en particulier **que d'être capable de se régénérer**.

La **régénération** est la plus formidable nouvelle oubliée des êtres humains.

C'est par excellence la Bonne Nouvelle qui doit redonner espoir à chacun et pour moi la manifestation sur le plan physique de la grâce de Dieu.

Les maladies ont leur origine dans la congestion qui s'est accumulée dans notre corps, nous ne sommes pas destinés à souffrir et à devoir endurer la maladie comme une fatalité. Cette congestion est comme un « costume » ou une « croute » qui vient se superposer sur notre état naturel de pleine santé et le masque…

L'état normal de l'être humain est un état de pleine santé et d'accomplissement d'une vie quotidienne dans la joie.

Le corps lui-même détient toutes les solutions à notre guérison. La loi de l'homéostasie nous permet de savoir qu'il suffit de lui en donner les moyens par une réforme de nos habitudes alimentaires et globalement retrouver un mode de vie physiologique.

De la même façon, la vieillesse souvent associée à toutes sortes de maladies n'est pas une phase de décrépitude et de dégénérescence de l'être humain mais au contraire une phase de maturité et d'accomplissement du cycle de notre vie, dans la joie, par la découverte du caractère unique en chacun de nous et qui ne demande qu'à se révéler dans le cours de notre existence.

Physiologiquement l'être humain est capable de vivre jusqu'à 120 ans actuellement.

L'état par défaut de l'être humain est un état de pleine santé physique et spirituelle.

Comme un tableau de peinture de maître qui serait recouvert de plusieurs couches de peinture médiocre, nous cheminons avec des allures de vieilles toiles décrépies alors que dessous le tableau de maître est toujours là.

3 Se réapproprier sa santé :

J'ai vaincu des problèmes très graves de santé dans ma vie par l'étude de la physiologie et une compréhension des lois physiologiques et des principes qui nous gouvernent.

C'est cette expérience et cet enseignement que je désire transmettre au travers de ce site afin d'aider chacun à trouver confiance en lui-même et surtout à se réapproprier sa santé.

Nous avons perdu le lien avec le ressenti et en conséquence nous nous laissons trop facilement influencer par des idéologies et des courants de pensées, voir des maîtres à penser.

La simple connaissance des lois simples de physiologie qui président à notre fonctionnement nous libère de l'arbitraire, de la dépendance et de la soumission à une autorité extérieure.

Retrouver notre relation avec le ressenti consiste à retrouver la relation avec notre corps et notre santé. Je souhaite aider chacun à chercher une autorité intérieure en lui-même plutôt que d'aller systématiquement se placer sous l'autorité et la domination d'une autorité extérieure.

C'est la connaissance qui nous rend libre en nous permettant de reprendre le contrôle de notre existence.

4 La cause principale du dérèglement humain : La nutrition

Le rôle prépondérant de la cellule :

La cellule est l'élément de base du corps humain.

Tout organe, glande, tissu n'est qu'un ensemble de cellules organisées de manière adéquate. Les besoins de la cellule sont simples : **se nourrir, respirer, éliminer les déchets.** Si ces trois fonctions sont assurées alors la cellule fonctionne de manière adéquate, si l'ensemble des cellules qui composent un organe voient ces trois besoins assurés alors l'organe fonctionne de manière adéquate. Si l'ensemble des organes, glandes et tissus (eux même simplement composés de cellules) fonctionne de manière adéquate alors l'individu est en santé.

Cela n'est pas plus compliqué : assurer les besoins de base de la cellule et donc du corps suffit à ce que le corps fonctionne de manière adéquate…on nous a appris qu'il fallait toujours « rajouter » des compléments, des éléments au corps afin qu'il fonctionne de manière optimale, en fait il s'agit uniquement de lever les obstructions et permettre enfin le fonctionnement « normal » .

La cellule se nourrit essentiellement d'oxygène et de carbone, autrement dit de sucres simples. Elle ne peut assimiler que des sucres simples, des acides aminés simples, des acides gras simples.

Ainsi c'est le rôle essentiel de la digestion que de transformer les nutriments complexes en nutriments simples afin d'être assimilés par nos cellules, que ce soit les sucres complexes des végétaux, les acides aminés complexes, les protéines et les acides gras complexes des glucides.

Autrement dit, comme microcosme de l'être humain, les besoins de la cellule, comme ceux de l'être humain au niveau physiologique, sont par essence de se nourrir, de respirer et d'éliminer.

Il y a donc un début de perturbation et de glissement progressif vers la maladie à partir du moment où ce fonctionnement de base de la cellule est altéré.

Les principaux aliments facteur de perturbations : ce sont des produits qui conduisent directement à la congestion, à l'acidification de notre organisme :

- Les produits laitiers car ils contiennent des chaînes protéiques longues indigestes
- Les produits animaux qui également contiennent des chaînes protéiques longues. La perturbation est la conséquence du passage de ces chaînes protéiques longues par la barrière intestinale, particulièrement si celle-ci est enflammée
- Les protéines complexes *telles que toutes les céréales (ndlr),* et principalement le blé, source principale de gluten :

  Le gluten dans le blé et les céréales est la résultante d'une recherche d'optimisation des cultures et du rendement sans prendre en compte son impact sur la santé des êtres humains. Le gluten résiste au processus de digestion du corps et est rejeté par les intestins. Plus grave encore le gluten va se coller aux parois des intestins et entraîner son imperméabilité.

- Plus globalement la prépondérance des produits protéinés complexes dans notre alimentation est un facteur d'encrassage et d'acidification majeur alors que les protéines sont certainement le macronutriment le moins important dans notre alimentation, les plus importants étant les glucides et les lipides.
- Le sucre raffiné, extrait, autre que le sucre naturel des fruits qui induit de graves perturbations de tout le système endocrinien et digestif

5 Les principaux organes victimes de ces perturbations :

- **Les Intestins**

Nos intestins dénombrent 100,000 milliards de bactéries soit 10 fois plus que le total de nos cellules dans notre organisme.

Ce sont les travaux de Michael Gherson dans les années 70 qui ont permis de qualifier nos intestins de deuxième cerveau ou de système nerveux entérique par opposition au système nerveux central situé dans le cerveau et de mettre en évidence l'indépendance et l'autonomie de ce « deuxième cerveau » (qui est en fait le premier cerveau eu égard à la quantité de neurotransmetteurs produits) dont le fonctionnement est totalement indépendant du cerveau et du système nerveux central.

Sachant que plus de 70% des neurotransmetteurs de tout l'organisme sont produits par les intestins dont la sérotonine (le neurotransmetteur du bonheur, dont plus de 80% est produit par les intestins), ainsi que la dopamine et l'acétylcholine, il est facile de comprendre combien une perturbation intestinale affectera le fonctionnement du nerf vagal et perturbera la transmission des neurotransmetteurs en direction du cerveau, source de dérèglements psychiques majeurs.

C'est le **Dr. Jean Seignalet** en France qui le premier a mis en évidence le problème d'hyperperméabilité intestinale.

L'hyperperméabilité des intestins est une altération de la muqueuse qui va faire que certains éléments devant passer ne passeront pas et d'autres qui devraient ne pas passer vont franchir cette barrière intestinale.

La barrière intestinale n'est pas un filtre au sens mécanique car le flux entre le milieu extérieur et le milieu intérieur se fait par une chaîne de transmissions bactériennes et c'est principalement le déséquilibre du biote intestinal qui fait qu'il y a des éléments indésirables qui ne devraient pas passer et qui vont passer et au contraire les nutriments qui devraient se rendre dans le milieu intérieur pour nourrir la cellule resteront bloqués dans le milieu extérieur au niveau de l'intestin.

De plus, on est amené à observer à ce stade de dérèglement du fonctionnement intestinal, que pour se défendre de ces éléments perturbateurs, de ces « colles » et déchets déposés le long des parois intestinales et entravant le fonctionnement normal de la muqueuse, le corps va permettre l'émergence d'une faune microbienne qui n'aurait jamais dû voir le jour dans les intestins.

À savoir, des champignons tels que le Candida Albican qui va se développer pour chercher à éliminer le gluten et autres éléments tels que les microbes et microorganismes qui stagnent à l'intérieur des intestins et particulièrement sur la paroi.

Plus encore, il faut noter que le développement d'une faune pathogène dans le milieu intestinal en conséquence de cette perturbation va donner lieu elle-même (métabolisme normal de cette faune qui mange et produit des déchets) à des déjections d'acides , déjections qui vont attaquer la membrane intestinale et la rendre poreuse, laissant ainsi passer dans le sang des éléments indésirables.

Afin de restaurer le fonctionnement normal des intestins il existe une formule de plantes chez « ABC de la nature » : le balai intestinal

Ce mélange est pour moi essentiel, c'est le tronc principal de mes formules pour la détoxification. Les plantes de ce mélange ont été choisies pour permettre à la fois de tirer les toxines hors de la muqueuse, de la désenflammer, de réaliser un bon balayage intestinal et au final de nettoyer de façon globale tout le système intestinal et côlonique.

☐ Les Reins

Notre santé est à la merci de notre système d'épuration composé de quatre émonctoires : La peau, les poumons, les intestins et les reins.

De ces quatre émonctoires les reins jouent un rôle fondamental pour moi. Je parle souvent de 3 reins : Les deux reins coiffés par les glandes surrénales et la peau que je considère comme un troisième rein.

De la santé de ces trois reins va dépendre la capacité de notre corps à se détoxifier.

Notre démarche de détoxification devrait donc commencer par les intestins et les reins et il ne sert à rien d'entreprendre un processus de régénération si en premier les toxines ne parviennent pas à être éliminées par les reins.

Le laboratoire « ABC de la nature » a conçu une formule Reins & Rate que je recommande pour favoriser un bon fonctionnement rénal et régénérer les reins et la rate. Les reins sont essentiels en matière de nettoyage et de détoxification dans la mesure où ils assurent la filtration de la lymphe et du sang. C'est la saturation des reins par les déchets toxiques qui conduit à des inflammations de type cystite ou infection urinaire.

Le but de cette formule est d'améliorer la fonction rénale, de permettre que les urines évacuent réellement les déchets et ne soient pas de l'eau claire. Cette composition utilisée à moyen et à long terme transforme littéralement la capacité d'élimination d'un individu.

☐ La lymphe

La lymphe est la grande oubliée de la physiologie.

La lymphe est un liquide visqueux composé d'acides gras, semblable a du mucus, fortement lipidique et avec beaucoup de cholestérol ; Le cholestérol dont la fonction anti-inflammatoire est de protéger nos organes des produits extrêmement acides que véhicule la lymphe.

De façon complémentaire au sang dont le rôle est de nourrir nos cellules, le rôle de la lymphe est de nettoyer et d'éliminer de notre corps les déjections en provenance de nos cellules. Ainsi la lymphe va drainer les toxines de notre corps pour les diriger vers les ganglions lymphatiques au nombre de 800 dans le corps qui jouent une fonction de fosse septique. Les toxines seront ensuite dirigées vers nos émonctoires que sont les poumons, les reins et la peau.

Pour nourrir la cellule, le sang doit passer à travers le liquide interstitiel qi est lui-même de type lymphatique.

Donc ce qui conditionne l'apport de nutriments du sang aux cellules c'est l'état de la lymphe.

La fonction d'élimination conditionne l'assimilation.

Si le milieu interstitiel est très congestionné au point de ne plus pouvoir permettre ni aux nutriments en provenance de l'intestin de nourrir la cellule, ni aux déjections de la cellule d'être évacuées vers les quatre portes de sortie que sont les reins, les intestins, la peau et les poumons, alors la cellule va s'empoisonner par ses propres déchets qu'elle ne peut évacuer ce qui va altérer à terme le phénomène de la division cellulaire qui va cesser de s'effectuer normalement, engendrer des cellules tumorales et dégénérer vers des maladies auto-immunes.

ABC de la nature ont conçu une formule que je recommande pour permettre une meilleure circulation de la lymphe dans le corps car la lymphe ne circule pas d'elle-même, propulsée par un muscle comme c'est le cas du sang et elle est donc dépendante de nos mouvements corporels.

Par contre j'ai découvert que certaines plantes astringentes vont également faciliter ce mouvement de la lymphe à l'intérieur du corps, évitant ainsi les stagnations et facilitant par là-même son épuration par les reins et les intestins et rendant ainsi tout le processus de détoxification beaucoup plus aisé et confortable.

- **Les glandes endocrines**

Les glandes endocrines ont un rôle majeur car elles contrôlent tous nos fonctionnements, que ce soit la régulation du métabolisme, de la fonction rénale, de l'équilibre sodium-potassium, nos cycles de sommeil, notre fertilité ect…

Une glande est un organe (un ensemble de cellules spécialisées dans une fonction) qui produit des hormones, messagers chimiques qui vont agir en aval sur différents organes de notre corps.

Comment peut-on les régénérer ? Fondamentalement par un mode de vie plus physiologique : La consommation de fruits, un meilleur sommeil, l'exposition au soleil …

Il existe aussi chez ABC de la nature une composition du nom de Glandes endocrines afin de régénérer globalement la sphère endocrine.

L'efficacité et la force de cette formule provient d'un choix de plantes dites « adaptogènes » dont la spécificité est de construire tout un système de communication avec le corps pour atteindre les objectifs désirés. En pratique cela permet de résorber les excès et de combler les carences. Le corps utilise sciemment ces plantes pour parvenir à son objectif d'équilibrage endocrinien.

L'action de ces plantes se révèle particulièrement efficace en cas d'hypo et d'hyper activité des glandes endocrines.

Le système glandulaire est un système extrêmement complexe dans lequel on peut difficilement agir sur une glande sans agir sur les autres.

Ce mélange de plantes est la formule de base pour le système endocrinien car il agit sur toutes les glandes à la fois.

Par le simple rétablissement des fonctions d'élimination « normales » du corps humain et l'arrêt d'apport de produits encrassant, le corps commence à opérer des opérations de guérison, de régénération, qui dépassent de loin notre compréhension de la physiologie, aussi pointue soit-elle.

Ma démarche est une démarche d'humilité devant les facultés extraordinaires du vivant, démarche qui privilégie l'observation et la connaissance des conditions présidant au fonctionnement parfait du corps plutôt que la connaissance académique et souvent vaine de chacune des parties du corps. Ce n'est pas en étudiant précisément chaque pièce d'un puzzle que nous parviendrons à reconstruire le puzzle, le corps se considère comme un tout (« individu » = qui ne peut être séparé) et non comme une juxtaposition d'éléments séparés...

Et en pratique...ça marche ! Simple et non pas simpliste, le corps dans toute sa simplicité, voilà la bonne nouvelle que je souhaite partager. Rien n'est perdu, la régénération est pour tous, il n'y a ni élu, ni maudit, il n'y a pas à « mériter » quoi que ce soit, à souffrir, il y a juste à connaître et respecter les lois du vivant qui ont été établies pour assurer *la postérité de notre espèce (ndlr).*

Bon chemin de régénération !

Source : http ://vivrecru.org/comprendre-ma-demarche-et-saisir-la-bonne-nouvelle-de-la-regeneration/#.U-7zpsXWYhA

Les quatre Lois de base du vivant

1-Ses manifestations chez le nouveau-né :

Pour **Irène Grosjean** docteur en Naturopathie, la vie et la santé tiennent à des principes très simples qui sont **les quatre Lois de base** qui sont **au cœur de la vie** :

La respiration
L'alimentation
Le sommeil
L'élimination

- **La respiration**

A la naissance, le premier comportement de tout bébé, **c'est de respirer, puis de crier**. La respiration permet **d'oxygéner les poumons, donc tout l'organisme du bébé**, ce qui lui fait prendre conscience qu'il vient de changer de milieu, et qu'il vient de commencer à vivre de manière autonome.

- **L'alimentation**

Le nouveau-né respire et crie, puis il cherche de manière automatique le mamelon des seins de sa mère, pour **sa première alimentation**, c'est-à-dire ses premières tétée, laquelle alimentation suffit à lui assurer la fourniture optimale de tous les nutriments (oligo-éléments, vitamines, minéraux, protéines, etc..) dont le nouveau-né a besoin durant les six premiers mois de sa vie sur terre.

- **Le sommeil**

Le nouveau-né repu après ses premières tétées, **va s'endormir pour son tout premier sommeil sur terre**, hors du ventre de sa mère.

- **L'éliminination**

Après son réveil de son premier sommeil, **le nouveau-né va déféquer. Il va ainsi effectuer l'élimination de ses toutes premières fèces**. C'est le démarrage de l'accomplissement d'une fonction essentielle, **la fonction d'élimination**.

2-Ses manifestations chez l'adulte :

Chez l'adulte comme chez le nouveau-né, l'élément le plus important dans l'organisme humain reste et demeure la cellule.

La cellule est la composante primaire essentielle de chacun de nos tissus biologiques, engagés dans une dynamique mutation et croissance pour nous assurer la vie et la fonction de tous nos organes, de nos muscles, de nos os, et même de notre corps plastique.

Pour notre vie, la première Loi de la respiration est déterminante pour nous assurer l'oxygénation pulmonaire.

- **La vie n'est possible que dans un milieu bien aéré, donc bien oxygéné**

L'homme a impérativement besoin d'être dans un milieu bien oxygéné pour vivre. Il ne peut en être dépourvu, ne serait-ce que pendant quelques minutes, sous peine d'en mourir. Aucune vie n'est possible pour un adulte ou même un nouveau-né en l'absence d'oxygène.

Et comme l'a bien fait remarquer le **Dr Mathias RATH**, le corps humain lance toujours **une alerte d'étouffement pour toute carence en oxygène dans son milieu de vie.** La carence en oxygène est synonyme de mort imminente pour tout homme.

- **L'homme a besoin de s'alimenter**

Il a besoin avant tout de bien s'alimenter en **Eau de boisson**, une eau potable, saine et bio dynamique pour faciliter le bon drainage vers l'extérieur de tous nos déchets biologiques et alimentaires.

L'alerte ici est donnée par la sensation de soif, une sensation répétée si la soif n'est pas étanchée, jusqu'à ce qu'une eau de boisson potable, voir hydratante soit apportée à l'organisme qui a lancé cette alerte de soif.

Il a aussi besoin **de s'alimenter prioritairement en micronutriments simples**, afin d'en faciliter son alimentation par ses cellules par le truchement de la fonction de digestion.

Il peut à tout le moins **être alimenté en macronutriments, donc avec des aliments complexes,** qu'il prendra le soin de décomposer à travers ses fonctions digestives au niveau de l'estomac.

Le gros inconvénient de ces macronutriments, c'est que, en plus d'apporter à l'organisme les nutriments dont il a besoin pour son fonctionnement, ces aliments complexes laissent de nombreux déchets tant qu'au niveau de l'appareil digestif que dans l'appareil circulatoire, et principalement au niveau de la lymphe.

Dans la lymphe, nous avons aussi les déjections de toutes nos cellules, et il est important que l'organisme assure un bon drainage de la lymphe, lequel drainage est à son optimum par notre mobilité physique régulière.

➢ L'homme a aussi besoin de sommeil

L'homme a besoin de sommeil pour la régénération cellulaire au niveau de tous ses tissus biologiques et de tous ses organes, et principalement pour se déstresser.

Le sommeil est indispensable à la vie sur terre. Il est reposant, calmant, vivifiant et sur régénérateur. Il nous reconnecte chaque nuit à notre moi supérieur pour un ressourcement constant.

➢ L'Elimination des déchets est essentiel pour la santé

La fonction d'élimination est l'une des fonctions prioritaires pour la vie et la survie de l'espèce. Les différents organes qui se chargent de cette fonction d'élimination sont au nombre de quatre. Ce sont les organes émonctoires.

Ils sont au nombre de quatre : la peau, les poumons, les intestins et les reins.

La fonction d'élimination recouvre plusieurs aspects :

- Eliminations des résidus et déchets découlant de notre alimentation.

- Elimination de tous les résidus acides provenant de métabolisme des appareils respiratoire, circulatoire, éliminatoire et de tous les résidus des déjections acides de toutes nos cellules qui se retrouvent dans la lymphe, la grande oubliée de la Médecine symptomatique moderne.

La congestion de la lymphe sur la durée est souvent la cause de la survenue de toutes les graves maladies sévères et chroniques de l'âge adulte, comme la tuberculose, le cancer, le diabète, l'hypertension artérielle, les hémorroïdes, les tumeurs bénignes comme les kystes, les myomes et les fibromes.

Comment attraper facilement le cancer ou l'une quelconque de ces maladies chroniques les plus mortelles de notre époque, qui vous pourrissent la vie, en 5 étapes infaillibles !

Source : Gérer sa santé du Site Web: www.hibiscus-or.populus.org/pix/

Communication adaptée, avec des lignes spéciales qui se réfèrent aux conditions de vie locale des Africains, ou tout simplement des Béninois, par **l'ONG "CESAR-BENIN"** sous la conduite du **Spécialiste en Nutrithérapie et en Diététique Holistique Cossi Paul AKOGBEKAN,.**

Ces recherchent démontrent que dans 1kg de bœuf cuit au gril, par exemple, il y a autant de matière cancérigène que dans 600 cigarettes ! (Tiré du Livre « Homme originel, page 40 de Dominique Loup)

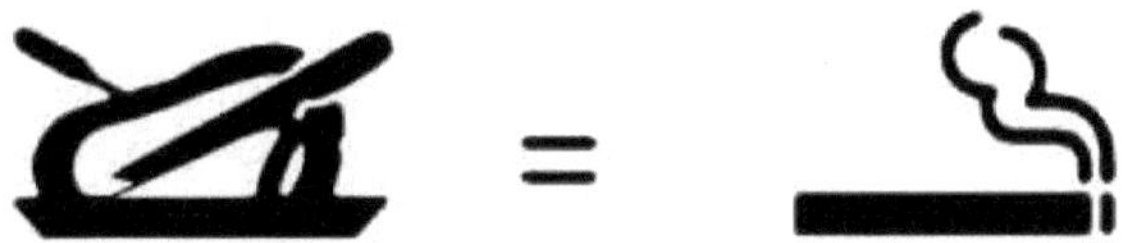

1 kg de bœuf cuit au grill = **600** cigarettes !
(Image tirée du Livre «Homme originel» de Dominique Loup)

« J'ai mis au point une méthode destinée à mesurer les effets cancérigènes des substances alimentaires. J'ai pu évaluer qu'avec la nourriture ordinaire, on absorbe une quantité de substances cancérigènes correspondant à deux paquets de cigarettes par jour. Si cette nourriture est grillée, bien que cela paraisse plus « diététique », on y trouve jusqu'à l'équivalent de ***dix paquets*** *de cigarettes ! »* A. AMES Cancérologue/USA (Image tirée du Livre « Homme originel, page 40 de Dominique Loup)

Cette communication vous donne les clés pour attraper un cancer magistral. Ce peut être un cancer du sein, un cancer du côlon, un cancer de la prostate ou même une leucémie. En suivant rigoureusement les instructions de cette communication, vous pouvez vous offrir presque toutes les sortes de cancer désirées et si vous suivez ces stratégies dans toute leur puissance, vous pourrez finir avec plusieurs formes de cancer à la fois. Aussi, allons-y donc, pour apprendre à attraper le cancer.

Etape 1

Si vous visez un cas de cancer foudroyant, la première chose à faire est de **commencer à consommer des aliments, qui génèrent le cancer.** Un des plus puissants aliments induisant le cancer est **le nitrate de sodium**. C'est un additif ajouté à presque tous les produits animaux congelés et/ou préemballés, y compris les hot dogs, le jambon, les saucisses,

Vous en trouverez aussi dans le bacon, les sauces et la plupart des viandes de breakfast. C'est précisé sur les étiquetages de tous ces produits alimentaires. Pour trouver du nitrate de sodium, tout ce que vous avez à faire est d'aller chez votre épicier, de lire les étiquettes des emballages des différents produits animaux et d'acheter ceux qui en contiennent.

Consommez abondamment de **la viande, et autres produits similaires.** Puis, consommez-en fréquemment et vous allez rapidement augmenter vos chances d'être diagnostiqué comme porteur de cancer.

Ou consommez abondamment **du pain fabriqué au BENIN**. Ce pain auquel les boulangers béninois, sous l'emprise de leur cupidité, ajoutent systématiquement **du bromate de potassium** hautement cancérigène, interdit par les administrations locales en la matière, rien que pour maximiser leur profit au détriment de la santé des consommateurs.

Etape 2

Il y a d'autres ingrédients, qui sont suspectés comme induisant le cancer. Ils comprennent **les huiles hydrogénées** appelées aussi **huiles trans** (toutes ces huiles clarifiées et désodorisées par des procédés thermochimiques), **l'aspartame, le candérel, tous les sucres de régime, les sweet sugar pour diabétiques, la saccharine, les colorants artificiels,** pour n'en désigner que quelques uns.

Une diète alimentaire très riche en hydrates de carbones (produits farineux cuisinés que nous mangeons tous avec délectation comme les couscous, les pâtes c'est-à-dire les macaronis, les coquillettes, les spaghettis, les mayonnaises, les sardines et toutes les conserves, etc), a également été désignée cliniquement comme augmentant vos chances d'être diagnostiqué comme porteur de cancer, aussi assurez-vous de disposer de beaucoup de ces aliments dans votre alimentation pro-cancer.

Cela signifie bouffer **du pain blanc, des céréales sucrées** au petit déjeuner, **des pancakes moelleux à la farine blanche, les croissants et toutes sortes de pâtisseries, des barres sucrées, des barres aux céréales, des cookies, des crakers, et des bonbons de toutes sortes, chewing gum** bien compris.

Consommez abondamment des boissons sucrées, des boissons alcoolisées, des sirops, des conserves de toutes sortes, des sauces succulentes chichement assaisonnées avec toutes les sortes de Kub, ces fameux exhausteurs de goût pour toutes les sauces africaines, qui envahissent nos marchés et nos écrans de télévision avec la mention dites-le vous bien **''certifié par la DANA''** (Direction de l'Alimentation et de la Nutrition Appliquée au BENIN).

Si vous n'atteignez pas votre but d'avoir rapidement le cancer avec toutes les pratiques dont nous venons de parler, alors équipez-vous très vite en un ou plusieurs **Fours à micro-ondes**, et ne jurez que par eux pour toute votre cuisine domestique.

''**Le four à micro-ondes** représente l'une des plus grandes manipulations des foules que l'on ait pu voir. Les études scientifiques faites par des organismes indépendants montrent que bien des problèmes existent : les fuites sont fréquentes, après quelques jours d'utilisation, et peuvent générer, à la longue, des troubles de la vue (cataracte), de l'appareil génital (avortements, stérilité), du cœur (troubles du rythme), du système neuroendocrinien (céphalées, vertiges, fatigue, asthénie, insomnie), du système sanguin et du système immunitaire.

Le four, une fois branché, et même lorsqu'il ne fonctionne pas, émet un champ électromagnétique, dans un rayon de 4 à 5 mètres, qui est très nocif. La cuisson aux micro-ondes entraîne une modification profonde de la disposition dans l'espace de certains radicaux protéiques (passage de l'état lévogyre à l'état dextrogyre, conversion de la forme trans à la forme cis) qui pourrait bien se révéler, avec le temps, hautement cancérigène ou toxique pour le système nerveux central, le foie ou les reins. Il y a également production de radicaux libres qui sont reconnus comme cancérigènes. Les aliments qui sortent des fours à micro-ondes ne devraient pas être consommés pendant les 10 à 15 minutes qui suivent la sortie du four ! C'est-à-dire que votre aliment a eu le temps de refroidir... En effet, un aliment sortant de ce four émet des micro-ondes pendant au moins 10 minutes ! Ces micro-ondes brûlent tout sur leur passage.

En conclusion, il faut éviter au maximum de se servir du four à micro-ondes, ce triomphe d'une technologie qui doit son succès à l'ignorance des consommateurs, une technologie créée par le profit pour le profit, sans aucune conscience des principes fondamentaux de la santé des êtres humains.

La même inconscience des industriels s'est montrée dans **l'histoire du téflon** : Oui, l'usage régulier des marmites et poêles enduites intérieurement de **téflon** peut vous aider à vite attraper le cancer désiré, ou l'une quelconque de toutes ces sacrées maladies chroniques les plus mortelles de notre si belle époque.

La société **Dupont de Nemours** a inventé, il y a cinquante ans, **le Téflon**, pour faciliter la vie des femmes qui font la cuisine. La grande société affirmait qu'il fallait atteindre 315 degrés centigrades pour que des vapeurs toxiques se dégagent. Mais des études indépendantes montrèrent que dès 160 degrés, des fumées toxiques sont produites et tuent tous les canaris présents. **Or la cuisson sur brûleur tourne autour des 170 degrés et la cuisson au four peut atteindre 240 degrés. Les complexes d'hydrocarbures per fluorés dégagés (PFC) sont stockés dans l'organisme.** Ils sont cancérigènes, perturbateurs endocriniens et responsables de malformations chez les humains. On en retrouve dans le sang de 90 % des utilisateurs. Comme les fabricants ont volontairement masqué la toxicité de leur produit, des actions en justice ont été lancées et, en 2004, **Dupont de Nemours** a dû payer une forte amende pour rétention d'informations **sur la nocivité du Téflon.** On retrouve là, le même phénomène qu'avec les vaccins : des produits toxiques sont maintenus longtemps malgré l'abondance de preuves scientifiques de leur dangerosité, uniquement parce qu'elles assurent la prospérité financière des multinationales Comme le dit **André Aschieri : « Les maladies engendrent plus de dividendes pour les actionnaires du secteur pharmaceutique** que la prévention ».

La pollution de notre environnement et de nos corps s'accroît sans cesse mais nous nous laissons endormir, hypnotiser par les mensonges des experts officiels qui sont à la solde des multinationales, par les propos lénifiants des politiciens qui ne pensent plus par eux-mêmes mais obéissent aux lobbies, par les chansons des vedettes qui se taisent sur les problèmes de notre société, par les jeux télévisés et les matchs de football. Nous sommes sur le Titanic, occupés à danser la valse dans les salons luxueux. Mais l'iceberg fatal s'approche et ceux qui osent le dire sont réduits au silence par ceux qui veulent avancer à toute allure au nom du Dieu Progrès. ''
Source : Dr Christian TAL SCHALLER (Les Grands Mensonges étonnants qui gouvernent nos vies).

Ou encore, consommez **les eaux minérales, présentées dans des emballages plastiques, royalement exposées au soleil toute la journée.** Les dits emballages ont la généreuse conséquence **d'induire dans toutes ces eaux minérales exposées**

au soleil, leur transpiration constituée exclusivement de dioxine de carbone, hautement cancérigène pour l'organisme des consommateurs que nous sommes.

Etape 3

La chose suivante que vous pouvez faire pour attraper le cancer est une des choses les plus évidentes : **prenez l'habitude de fumer** de nombreuses fois par jour. Ou bien choisissez de **boire abondamment du lait de vache,** sous quelque forme que ce soit, et vous atteindrez très rapidement votre objectif de vous faire diagnostiquer un véritable cancer, **car le lait de vache contient une sacrée protéine, la caséine, qui est dix fois plus cancérigène que la nicotine contenue dans le tabac.** Et puis, le lait de vache a été conçu par Dieu pour les veaux, et non pour les humains ; nous oublions très souvent cela, en raison de la publicité mensongère des industriels de l'agro-alimentaire sur les avantages du calcium du lait de vache pour la santé des hommes. Un calcium du lait de vache, radicalement indigeste par le tube digestif de l'homme !

Plus vous allez fumer et/ou boire du lait de vache, manger des saucisses, des saucissons et beaucoup de jambons et plus sûrement vous attraperez un cancer. Plus particulièrement si vous mangez une nourriture réputée pour causer le cancer et les ingrédients cités précédemment. En fumant, vous allez multiplier les effets carcinogènes de tous les facteurs de votre vie. Vous réussirez rapidement à atteindre votre but consistant à être diagnostiqué comme porteur de cancer.

Etape 4

Si vous souhaitez que les choses aillent plus rapidement encore, vous pouvez aussi **vous soustraire aux rayons du soleil** et faire usage de beaucoup de crèmes à bronzer et de crèmes écran-total ou vous couvrir abondamment de pommade de corps chaque fois que vous sortez. Cela vous évitera que la lumière du soleil ne baigne votre peau.

A présent, comment est-ce que cela vous donnera le cancer ?

En fait, la lumière naturelle du soleil assure une puissante prévention contre le cancer. Les personnes, qui prennent beaucoup de bains de soleil, qui font des exercices physiques d'entretien de leur santé en étant très légèrement vêtues en plein air, ont un risque très réduit d'avoir un cancer de la prostate, du sein et de beaucoup d'autres affections sans lien avec le cancer comme l'ostéoporose et la dépression mentale.

En évitant le soleil ou en utilisant des crèmes solaires et des crèmes écran-total chaque fois que vous vous mettez au soleil, vous pouvez éviter de prévenir votre corps du cancer; ce faisant, chaque jour, qui passe, vous vous assurez un bien meilleur risque de cancer. S'il vous semble difficile d'éviter le soleil, prenez un emploi en équipe de nuit, où vous allez travailler durant la nuit et dormir durant le jour. **C'est une stratégie hautement efficace en faveur d'un cancer.**

Etape 5

Une autre chose, que vous pouvez faire, **c'est éviter tout exercice physique**. C'est que l'activité physique assure la prévention du cancer. Une explication partielle tient à ce que l'activité corporelle fait circuler la lymphe, et c'est une fonction importante pour votre système immunitaire, qui combat les cellules cancéreuses. Si vous vous abstenez de toute activité corporelle, vous allez contrecarrer l'aptitude de votre corps à lutter contre le cancer, augmentant encore davantage, par ce moyen, vos chances d'être atteint de maladie chronique.

Gardez bien à l'esprit que, dans tout cela, il est une vérité indiscutable qui est **que chacun d'entre nous possède en son corps des cellules cancéreuses à l'état embryonnaire**. En d'autres mots, il y a des cellules cancéreuses dans le corps humain de chaque personne, qui vit et respire en ce moment présent.

Tout ce que vous avez à faire pour qu'un cancer puisse être diagnostiqué en vous est de **vous assurer que votre système immunitaire soit suffisamment affaibli de sorte que votre corps ne puisse plus se débarrasser normalement des cellules cancéreuses,** de sorte que votre alimentation inadaptée et en totale dysharmonie avec notre programme biogénique apporte les nutriments favorables à la croissance et à la maturation des cellules cancéreuses qui vivent tout naturellement en nous, en symbiose parfaite avec notre santé .

En d'autres mots, **si vous affaiblissez gravement vos défenses immunitaires, ou si vous détruisez la fonction de votre système immunitaire** par :

- une mauvaise alimentation,
- l'épuisement des nutriments,
- la cigarette,
- le lait et tous ses dérivés,
- le blé et tous ses dérivés,
- le manque d'exposition au soleil
- et le manque d'exercice physique,

Alors il (le système immunitaire) ne pourra plus faire son travail d'élimination des cellules cancéreuses et le résultat sera, sans délai, le plein épanouissement de la maladie cancéreuse.

En fait, toutes ces stratégies pour attraper un cancer ont une chose en commun: **la suppression de votre système immunitaire naturel.**

Maintenant, si vous avez suivi ces recommandations jusqu'à présent et que vous n'avez pas encore de cancer, **bien qu'ayant suivi assidument toutes les recommandations déjà faites, et que vous souhaitez encore davantage multiplier vos chances, la meilleure chose que vous pouvez faire est de bénéficier de chimiothérapie intensive et de radiothérapie.**

Tout ce que vous avez à faire est d'aller voir un oncologiste et de lui dire que vous pensez avoir un cancer, et il pourra trouver quelque raison pour mettre en œuvre une chimiothérapie ou une radiothérapie. Ces thérapies font un tel travail de destruction du système immunitaire que vous pourrez faire l'expérience de cancers multiples à différents endroits de votre corps dans les mois et années plus tard.
La chimiothérapie est certainement la méthode de la science moderne la plus efficace pour détruire le système immunitaire autrement qu'en travaillant à Tchernobyl ou à Fukushima durant un accident nucléaire, ou un tsunami. Aussi, si vous cherchez à attraper un cancer aussi rapidement que possible, assurez-vous de bénéficier de chimiothérapie aussi rapidement que vous le pouvez.

En combinant toutes ces stratégies, vous devriez être en mesure d'avoir un cancer sans beaucoup d'effort de votre part et sans avoir à attendre trop longtemps. Après tout, ce serait une honte de mourir de causes naturelles et de ne pas avoir l'opportunité d'investir dans les efforts de Recherche & Développement de l'industrie pharmaceutique, qui colporte des médicaments contre le cancer.

Etes-vous fou ?

Vous pourriez me demander : "Pourquoi, diable, écrivez-vous une telle communication qui explique comment attraper le cancer ?"

La réponse est que virtuellement tous les américains suivent parfaitement ce programme aujourd'hui. **Ils se fabriquent leur propre cancer** en suivant, étape par étape, le plan que je viens de détailler. Et quand, soudain, un cancer leur est diagnostiqué, ils ont l'air décomposés et demandent "Doux Jésus, pourquoi ai-je le cancer ?"
La réponse est parce qu'ils ont suivi le plan détaillé dans cet article - tous les aliments qu'ils ont consommé, leurs choix de vie, le manque d'exercice, le manque de soleil, la tabagie et leur confiance en la chimiothérapie et en d'autres traitements médicaux radicaux du monde occidental ont, en fait, accéléré le développement de leur cancer et les ont mis dans la situation où ils sont aujourd'hui.

Tout ce que j'ai réellement fait au travers de cette communication, c'est de suivre le programme que la plupart des américains, des européens et même des africains (à un niveau légèrement moindre, mais avec le même résultat de cancer diagnostiqué) suivent déjà. C'est le plan en faveur du cancer, qui est réellement recommandé par les producteurs de l'industrie agro-alimentaire, de l'industrie pharmaceutique et la plupart de la médecine conventionnelle.

Par exemple, combien de Docteurs poussent encore **de hauts cris pour que les gens évitent le soleil comme si c'était une plaie? Pratiquement tous, c'est presque comme si la communauté médicale entière actuelle souhaitait que les gens développent un cancer.**

Tristement, il semble que le seul programme de la lutte anti-cancer de la communauté médicale se limite à trois mots : **"Ne pas fumer".**

Nous, nous conseillerons d'observer en plus de ces trois précédents mots, d'éviter absolument toute sucrerie, et de ne plus jamais fuir le soleil!

Naturellement, la plupart des individus ne souhaitent pas avoir le cancer. Ils voudraient plutôt éviter le cancer ou même se libérer du cancer.

Et, à présent après avoir appris comment devenir cancéreux, le processus pour éviter cela coule de source : **ne faites aucune des choses que j'ai décrites dans la présente communication.**

Mais:

- **Evitez de fumer,**
- **Mettez-vous au soleil,**
- **Alimentez-vous correctement** (l'ONG CESAR-BENIN saura donner une formation à la "**crusine**" à tous ceux qui se donneront la peine de nous rencontrer à notre Siège à Abomey Calavi).
- **Et évitez tous les ingrédients alimentaires connus pour induire le cancer** tels que le nitrite de sodium à travers les charcuteries industrielles, et les poulets congelés, les huiles hydrogénées, les sucres raffinés et les additifs chimiques, les assaisonnements au Kub, le lait sous toutes ses formes, le sucre, les boissons sucrées, la viande, les saucisses, les saucissons, les jambons, les chawarmas, les conserves, les mayonnaises, etc...
- Evitez aussi **la chimiothérapie**, sauf nécessité absolue, **puisque c'est le plus puissant moyen, que nous connaissions, pour détruire**

très rapidement le système immunitaire humain, vous laissant par ce moyen beaucoup plus vulnérable par rapport au cancer.

Je présente cette communication hardie, comme simple moyen pour toucher la sensibilité émotive des gens, pour qu'ils se décident de ne pas succomber aux affres du cancer au cours de leur vie. **Il leur faut se libérer du programme pro-cancer déjà bien formaté dans la conscience de chacun**, et adopter à contrario, **un programme de vie en harmonie avec la NATURE, qui développe l'alcalinité de vos tissus, tout en vous évitant, par voie de conséquence induite, cette terrible maladie.**

Note du traducteur :

Ils sont fous ces américains. Il est clair que pour les français, champions de la Gastronomie, il ne leur viendrait jamais l'idée d'agir ainsi. Quoique ? La traduction francophone de ce texte vous est livrée comme source de réflexion personnelle. Il est évident que le contenu de ce texte n'engage que son auteur et n'implique pas que le traducteur en partagerait le contenu.

NB: Ce texte est la traduction francophone du texte original **"How to give yourself cancer in five easy steps"** ---> (http://www.newstarget.com/002079.html - Voir aussi le site du Dr J. Mercola .

« L'expérience la plus impressionnante, dont je me souvienne, a été de voir des cellules cancéreuses, prélevées sur un corps humain, proliférer sur de la nourriture cuite, mais incapables de survivre sur la même nourriture crue. »
Ann Wigmore (1909-1993) - fondatrice de l'**Institut de Santé HIPPOCRATE (HIPPOCRATES Health Institute)** à West Palm Dale Beach en Floride aux USA.

Gérer sa Santé/Source : www.hibiscus-or.populus.org/pix/

Observations très importantes

- Le cancer met souvent près de vingt ans à évoluer et murir à bas bruit en nous, avant de se manifester un jour, par un ou plusieurs nodules.

- L'approche thérapeutique de la médecine conventionnelle est foncièrement hasardeuse. Ce n'est pas dévoiler un secret que de dire que la médecine allopathique moderne est totalement incompétente dans la prise en charge correcte du cancer dans le respect de l'intégrité physique du patient. Le plus court chemin pour vite rejoindre la tombe, amputé, et totalement diminué dans votre dignité physique d'être humain, est d'aller chercher des soins conventionnels appropriés dans les hôpitaux de la médecine conventionnelle, en Afrique ou en Europe, sans oublier l'inconfort horrible de vous faire délester au passage, de quelques plusieurs dizaines de millions de nos francs.

- L'approche thérapeutique naturelle du cancer ou de toutes ces graves maladies sévères et chroniques, les plus mortelles de notre époque, est dense, longue et fort coûteuse, mais sans commune mesure avec le coût de celle-ci en Europe. Mais elle réussit souvent, à force de patience, de rigueur et de détermination à renforcer les défenses immunitaires du patient, et à le sauver d'une mort prématurée et certaine qui aurait pu être causée par la chimiothérapie ou par son cancer en l'absence de tout renoncement à modifier son alimentation de A à Z.

- Souvent le plus facile, on se refuse toujours de le faire pour des arguments fantaisistes et opportunistes, pour ensuite se dédouaner pour des raisons qui tiennent de son infortune personnelle devant le plus difficile et le plus aléatoire qui nous conduit indubitablement à la mort !

Les plus grandes découvertes en médecine moderne sont l'œuvre de non médecins

Le **Général Charles de Gaulle** ne disait-il pas : « **Des chercheurs qui cherchent, on en trouve. Mais des chercheurs qui trouvent, on en cherche** ».

Tous nos médecins sont des diplômés de troisième cycle, donc tous des chercheurs, et ils sont très nombreux. Que trouvent-ils ? Pas GRAND-CHOSE ou RIEN sur **la véritable approche thérapeutique qui nous délivrerait du cancer** !

Ils mettent tout simplement en application les découvertes des anciens chercheurs qui ont fait de la médecine, ce qu'elle est de nos jours. Et puis, ceux-là, ces anciens qui ont fait la gloire de la médecine moderne actuelle, avec tous ses progrès, ne sont pour la plupart que des non médecins, ne l'oublions jamais.

- **Louis PASTEUR**, chimiste et microbiologiste, qui a découvert le vaccin contre la rage, il n'était pas médecin,

- **Antoine LAVOISIER** chimiste français, qui a découvert l'oxygène, il n'était pas médecin ;

- **Nicolaas Hartsoeker**, physicien hollandais pensait avoir repéré à l'aide de son microscope des petits hommes (« homunculi ») dans les spermatozoïdes du liquide séminal ; c'est sur cette pseudo-découverte qu'il a échafaudé sa théorie de la conception. il n'était pas médecin ; etc, pour ne citer que ces trois plus importants savants pour la densité et l'impact de leurs découvertes sur notre médecine conventionnelle moderne.

Mais les chercheurs contemporains non médecins ou médecins sortis des rangs, et qui refusent le formatage de leur intelligence et de leur cerveau, imposé de facto à tous membres de l'ordre des médecins, par la superstructure médicale moderne, continuent de toujours faire des découvertes dans le fonctionnement du corps humain. La médecine moderne, que dis-je, disons plutôt la médecine conventionnelle dite médecine officielle, a des connaissances sur à peine moins de 10% de tout ce qui se passe à l'intérieur du corps humain, pour nous assurer une vie épanouie dans une santé florissante de tous les instants.

Parmi les nouvelles découvertes au plan de notre santé, il y a la fâcheuse **acidité de nos tissus organiques** qui est la cause première de toutes nos acidoses, et **principalement le cancer**. C'est là, l'une des vérités fondamentales que la médecine conventionnelle a délibérément chois de nous cacher pour des raisons inavouables et inavouées.

Sinon comment comprendre que ceux-là, qui ont la lourde mission républicaine de veiller sur notre santé et qui nous cachent la vérité sur les techniques et comportements simples de santé qui auraient pu nous protéger contre la survenue des cancers ?

Quand on sait qu'il y a aux bas mots, 5000 nouveaux cas de cancers chaque année au BENIN (Cf. aux informations largement communiquées par le **Professeur HOUNGBE Fabien**, oncologue chef du point focal cancer du **Centre National Hospitalier et Universitaire** Cotonou), aucune contribution positive conduisant à freiner la progression funeste de cette terrible maladie, ne doit au grand jamais être évacuée, sous le fallacieux prétexte de la non-conformité avec les préalables de la médecine conventionnelle.

La dernière fois quand j'étais à un séminaire dans mon pays, en Décembre 2015, sur la prévention des cancers digestifs, ma contribution au sujet de l'acidité de notre terrain qui est et demeure la cause fondamentale de la survenue de tous les cancers, a été royalement évacuée sous la couverture d'un oubli volontaire, par le gotha des Professeurs et Agrégés de médecine présents sur le plateau de ce séminaire.

Nous le disons ici, assez haut et fort, que la cause première, voire fondamentale de la survenue de tous les cancers, est bel et bien l'excès de l'acidité interne de nos tissus biologiques. Qu'est-ce donc cette acidité ? Et comment se manifeste-t-elle ?

Ne nous trompons pas de cible

1- L'acidité sournoise, quand tu nous tiens!

« Life is a *struggle, not against sin, not against the Money Power, not against* malicious animal magnetism, but against hydrogen ions. » - **H.L. MENCKEN.**

La présente Communication est pour inviter tous mes patients, et tous ceux qui désirent découvrir la santé au naturel, à accorder une grande attention à l'acidité de tous leurs tissus, à l'intérieur de leur organisme.

L'ennemi numéro un de notre pleine santé, donc de notre vie, est de toute évidence l'acidité. Une acidité qui nous ronge de l'intérieur, qui génère la transmutation de toutes nos cellules qui ne peuvent au grand jamais ,vivre et s'épanouir dans aucun milieu acide, dépourvu d'oxygène.

Un excès de l'acidité de tous nos tissus organiques, équivaut à la mort du vivant, donc à notre mort par l'intermédiation de toutes les graves maladies sévères et chroniques qui nous précipitent dans la mort.

L'acidité est le premier facteur majeur de risque de la survenue de **l'obésité**, de **l'insomnie chronique**, **des arthroses, du diabète, de l'hypertension artérielle et de toutes ses complications, de toutes les formes de dépressions mentales, de toutes les formes d'épilepsie avec ou sans baves, de la phlébite, de toutes les plaies qui ne peuvent cicatriser**, en un mot de toutes les graves maladies non transmissibles comme **le cancer**, et même des **hépatites B et C**.

Pourquoi **les virus des hépatites B et C** ? Tout simplement parce que, tout comme tous les cancers, elles existent sous forme embryonnaire à l'état latent, dans l'organisme de tous les êtres vivants à sang chaud. Même le nourrisson qui vient seulement de naitre, a déjà dans ses entrailles, les virus des hépatites B et C, de même que des cellules cancéreuses, tous à l'état embryonnaire. Ces micro-organismes pathogènes hibernent dans nos tissus, en attendant **un niveau suffisant d'acidité** pour se manifester **par leurs effets délétères**.

La vérité immuable que nous devons tous savoir est que l'homme est par essence alcalin. Donc quand nos tissus deviennent alcalins sur une longue durée, toutes les cellules pathogènes comme les cellules cancéreuses sont tout naturellement neutralisées. De même tous les virus et tous autres microbes pathogènes vivant dans nos entrailles sont réduits au silence dans une vie inactive prolongée qui ressemble à une véritable hibernation. C'est ce qui se passe avec les virus de l'hépatite B et C, qui ne sont jamais totalement neutralisés, mais tout simplement plongés dans une inactivation de longue durée aussi longtemps que votre hygiène de vie vous permet de maintenir et de développer le caractère alcalin de votre terrain.

Claude Bernard, grand physiologiste français, en conformité avec cette vérité intangible quel que soit l'époque, n'a-t-il pas déclaré :

- **« Le microbe n'est rien, la bactérie n'est rien, le virus n'est rien ; c'est le terrain qui est tout. »**

Plus votre terrain évolue vers une acidité chronique, le plus vous développez un état de morbidité chronique sévère. Et à contrario, **l'alcalinité de votre terrain, constitue la caractéristique fondamentale d'un organisme qui développe une santé florissante de tous les instants. Donc notre combat pour la vie, ne doit jamais se focaliser sur le microbe, mais il doit être orienté vers le renforcement de nos défenses immunitaires, et la neutralisation de toute acidité de notre terrain.**

2 -Les causes de la survenue de l'acidité du terrain

L'acidité des tissus, qui est la cause première, voire unique de la survenue de tout cancer, est générée par:

- le stress,
- notre alimentation en totale dysharmonie avec notre programme biogénique,
- toutes nos pensées négatives,
- la mauvaise gestion que nous faisons de nos émotions et de notre vie spirituelle,
- trop d'activité physique en l'absence de tout repos réparateur,
- la très grave congestion de la lymphe par des déchets métaboliques de nos cellules.

« Si ce n'est pas un fruit, un légume, une graine ou une noix, vous n'en avez pas besoin et c'est probablement toxique pour vous. ***» Dr Robert Morse, naturopathe et hygiéniste.***

Je vais ici m'appesantir uniquement sur les aspects de notre alimentation quotidienne qui sont responsables à plus de 50%, de l'acidification de notre terrain. Ce sont :

- tous les plats cuits au feu, appelés aussi cuidités ;

- nos aliments comme les pains, les pâtes alimentaires, les couscous, les gâteaux, réalisés à partir de la farine de blé, et tous ses dérivés locaux ;
- les céréales, et principalement le maïs qui est fortement indigeste par l'homme, en raison de sa longue chaine d'ADN que nous ne pouvons couper pour défaut d'enzymes adéquates ;
- la viande, et le lait de vache qui n'est que de la viande liquide ;
- les huiles ''trans'' qui sont toutes, des huiles clarifiées par des procédés thermochimiques, vendues dans le commerce;
- toutes les fritures et tous les poissons braisés ou les barbecues ;
- tous les sucres, même les sucrettes des diabétiques, et toutes les boissons sucrées ;
- toutes les boissons alcoolisées ;
- les cacahuètes grillées ou torréfiées, les noix de cajou grillées et beurrées ;
- toutes les conserves industrielles ;
- tous les aliments et produits alimentaires préfabriqués ;
- en un mot tout ce que l'on ne peut manger cru, ou moyennement transformé localement.

3 -Les principales causes de cancer

L'analyse croisée des causes de la maladie (toutes exogènes) issue des travaux de Belpomme [7], Beliveau [11], Servan Schreiber [9] ainsi que les statistiques détaillées INVS (Institut de veille sanitaire0 données 2005), conduisent aux ratios suivants :

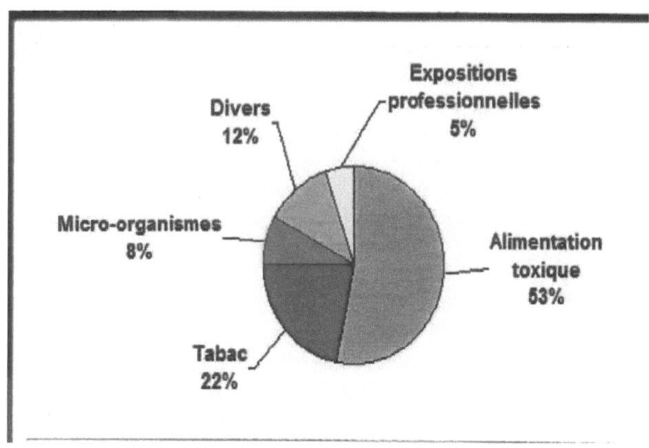

Vous qui lisez la présente Communication, vous qui avez à cœur de vous soucier du devenir de votre santé, vous devez sans plus tarder venir nous consulter à Calavi, afin de vous approprier toutes les dispositions pratiques à observer pour réduire de manière consciente, votre niveau actuel d'acidité.

Pour votre gouverne, sachez qu'il n'existe aucun remède spécifique dans la médecine moderne, que nous appelons conventionnelle, contre l'acidification de nos tissus organiques. C'est pour cette raison essentielle que votre médecin traitant, et tout particulièrement votre oncologue ne vous parlera jamais d'acidité de vos tissus, comme cause fondamentale de la survenue de tous les cancers.

Ce que vous devez savoir, c'est que, même tous les médicaments chimiques, censés dit-on, nous guérir selon la médecine moderne, participent gravement et intensément à l'acidification de tous nos tissus.

La solution unique pour combattre l'acidification de notre terrain, réside dans le changement radical de notre comportement nutritionnel, dans l'observance d'une hygiène externe rigoureuse de vie ; sans négliger de nous assurer une hygiène interne aussi parfaite de notre tube digestif, par de fréquents Nettoyages de notre Côlon.

Dans tous les cas chroniques d'acidité des tissus, une consultation s'impose auprès d'un Diététicien Holistique qualifié.

Les médecins de la médecine conventionnelle n'ont aucune connaissance de ce qu'est véritablement l'acidité chronique des tissus. Ils n'en connaissent seulement que l'expression de la manifestation clinique sous la dénomination des maladies comme les cancers, l'obésité, l'insomnie chronique, les épilepsies avec ou sans baves, les dépressions mentales, etc, sans qu'ils se doutent un instant, qu'il ne s'agit que d'une seule et unique cause, l'acidité chronique des tissus du patient, et principalement de la Lymphe !

Face à l'échec patent de la médecine conventionnelle dans la prise en charge du cancer, les dispositions proactives de prévention doivent être la règle !

Ce n'est pas dévoiler **un Secret de Polichinelle** de dire que **les chances de guérison d'un cancer par la chimiothérapie sont si infimes (moins de 3% de succès) de nos jours, partout dans le monde**, qu'il faudrait réfléchir par sept fois avant de prendre la décision de se jeter dans les bras des oncologues de la médecine conventionnelle pour se faire traiter une telle maladie.

Ce n'est pas une question de plateau technique insuffisant voire inexistant, (suivez mon regard ; serait-il insuffisant aux USA ou en Europe ? Et pourtant, l'échec est drastiquement patent).

N'est-ce pas plutôt une question de mauvais choix thérapeutique, fondé sur un paradigme erroné, l'élimination des cellules cancéreuses quel qu'en soit le prix ? Même au prix de la vie du patient, ne fait pas peur aux oncologues et cela ne les fait point reculer! Quelle est cette rage morbide de vouloir neutraliser à tout prix un ennemi, qui n'en est véritablement pas un ?
Vous souffrez d'un cancer, quel qu'il soit, et :

- **Vous ne connaissez pas encore une fonte pondérale critique de votre masse corporelle,**

- **Vous pouvez encore boire et manger des aliments,**

- **Vous pouvez encore vous déplacer par vos propres moyens sans le soutien d'une tierce personne, et**

- **Vous souffrez de l'hépatite B ou C ; sachez que la médecine conventionnelle n'a véritablement aucun traitement de sûr à vous proposer, ou s'il y en a, elle est véritablement hors de portée pour son coût très élevé. Et n'attendez pas que votre hépatite se cancérise à votre insu, et faîtes surtout très attention à tout traitement contre le paludisme ou tout déparasitage. Car dans votre cas, certains médicaments deviennent des poisons mortels pour le foie, et les risques de la survenue d'une mort subite, sont très élevés.**

Si tel est votre cas, sachez que nous pouvons vous accompagner et surtout vous assister à la manière de ce que l'on sait faire dans l'un des meilleurs **Centres de Santé Holistique** (Institut HIPPOCRATE, à West Palm Dale Beach en Floride aux

USA) qui existe bel et bien, sur notre planète Terre, où l'on est pris en charge selon l'approche nutritionnelle doublée de la supplémentation en micronutriments cellulaires essentiels, **avec des chances certaines de guérir de sa maladie, si l'on arrive à se soumettre à toutes les prescriptions nutritionnelles requises.**

Oui, le cancer se guérit bel et bien, **à condition de s'y prendre assez tôt, et de surtout ne pas compliquer son cas, avec des séances de mammographie, de chimiothérapie, de chirurgie et de radiothérapie** qui ne feront que détruire le reliquat de vos défenses immunitaires, et le peu de vie encore disponible en vous, tout en vous ruinant financièrement..

Le cas échéant, seul **Dieu est en mesure de faire un miracle pour vous guérir**.

En règle générale, ce que nous devons savoir, est que **la maladie est de la compétence exclusive et indiscutable des médecins, tandis que la santé relève de la responsabilité incontournable et non négociable de chaque individu, au quotidien, à travers son mode de vie, son alimentation et la pratique ou non des exercices physiques d'entretien de son corps physique.**

Il ne faut surtout pas laisser pourrir sa santé par une alimentation inappropriée, **car l'ennemi n'est pas souvent le microbe ; mais c'est l'Homme, l'Homme lui-même, à travers ses mauvaises habitudes de vie de ''bon vivant''** !

Le rôle de notre ONG n'est pas véritablement de nous occuper des grands malades sévères et/ou chroniques, mais d'apporter à toute la population de notre beau pays le BENIN, **dans le cadre du triptyque information / éducation / communication**, les instruments techniques simples, d'apprentissage et d'acquisition, des conditions nutritionnelles optimales, pour l'obtention d'une santé florissante de tous les instants.

L'option des dépistages précoces des cancers reste et demeure une fausse alerte avec des conséquences gravissimes pour les patients

Mais parlant du cancer, des maladies cardiovasculaires et de toutes ces graves maladies les plus handicapantes, voire les plus mortelles de notre si belle époque, **la prévention doit être le premier réflexe de tout un chacun de nous, dans notre vie de tous les jours. Car elles sont** toutes, des maladies sournoises, qui détruisent à notre insu, notre santé et notre vie, au niveau cellulaire.

Pourquoi alors ignorer la prévention véritable et préférer s'engager à investir des sommes phénoménales dans des dépistages inutiles, voire sans objet, car il est souvent déjà trop tard de ne réagir qu'avec la détection ou la palpation des nodules.

A moins d'un milliard de cellules cancéreuses dans votre organisme, il n'y aura jamais de nodules détectables, ni à l'échographie, ni à la mammographie, pas même à la palpation. Toutes les actions ordinaires de prévention courent le risque de passer à côté de la plaque. Car à moins d'un centimètre de diamètre, aucun nodule n'est détectable, alors que les cellules cancéreuses sont bien dans une phase de progression géométrique de maturation dans les tissus acides du patient !

Si vous avez un cancer, il ne faut surtout pas paniquer. Vous devez vous ressaisir et rester vigilant pour ne pas laisser la médecine allopathique moderne vous conduire à l'abattoir, par des actes inappropriés d'investigations.

Il est formel de vous voir manifester votre droit de rejet, reconnu universellement par la loi dans tous les pays du monde entier sans exception, de tout acte médical, apparemment anodin, mais pouvant avoir des conséquences gravissimes sur l'extension, voire la propagation des métastases à divers autres organes de votre organisme. C'est malheureusement le cas de **la Mammographie**, de la **Biopsie** et de toute **Exérèse** totale ou partielle.

Vous devez donc dire :

- **NON à toute MAMMOGRAPHIE** en raison de l'effet de dispersion des cellules cancéreuses, généré par la force mécanique de compression du sein qui arrive insidieusement à faire éclater certains nodules de la tumeur cancéreuse.
  Ne jamais accepter de faire une Mammographie, en raison de ses effets collatéraux fondamentalement très invasifs à d'autres organes sensibles et vitaux comme le foie, les poumons, l'œsophage, le tube digestif, les reins,

voire le péritoine et principalement les os du bassin, **en vous rendant grabataire, dans une incapacité totale de vous lever Madame, et de vous tenir debout sur vos deux pieds etc.**

- **NON à toute BIOPSIE**, en raison de la dissémination certaine des cellules cancéreuses à d'autres organes, avec une probable hémorragie mal maitrisée qui peut vous emporter très précocement ad pâtres, au royaume des ancêtres. La biopsie de la prostate peut avoir les mêmes effets collatéraux de vous rendre grabataire, en raison de l'infiltration probable des cellules cancéreuses dans les os du bassin, et de vous précipiter dans la tombe à très brève échéance (3 à 6 mois après votre biopsie de la prostate).

- **NON à toute EXERESE** de nodules ou de ganglions. Toute ablation de nodule est un pis-aller, étant donné que l'excès de l'acidité des tissus qui a permis le développement du processus de cancérisation n'a pas été évacué. En enlevant le tout premier nodule détectable (tout simplement parce que le niveau d'un milliard de cellules cancéreuses vient seulement d'être atteint), l'exérèse ne bloque jamais le processus de cancérisation, et d'autres nodules apparaitront sous peu, avec un probable développement de métastases à d'autres organes.

Ces différentes techniques d'investigation, vieilles depuis le 19e Siècle, sont de nos jours scientifiquement, médicalement et techniquement obsolètes et inutiles en plein 21e Siècle, pour leurs désastreuses conséquences induites d'aggravation de l'étendue des foyers tumoraux dans l'organisme de tous les patients, qui se sont laissés imposés ces vieilles techniques utilisées lors de la seconde guerre mondiale.

Pourquoi faire courir un risque si énorme de généralisation des métastases à tous nos patients :

- quand on sait que **le taux d'échec** de la médecine allopathique moderne dans la prise en charge des cancers **avoisine allègrement les 97%,** quelque soit le continent, avec ces mêmes thérapie qui datent de Mathusalem !

- Quand on sait également qu'il est possible d'obtenir des informations sûres et très précises sur le niveau d'extension du cancer et de sa maturation rien que par des analyses biomédicales et des échographiés ; toutes deux, des techniques d'investigation qui ne peuvent générer d'effets collatéraux nocifs pour le patient.

Nous invitons toute la population de notre beau pays Le BENIN, à se considérer potentiellement susceptible de faire un jour un cancer, afin d'engranger, avec le concours de **L'ONG "CESAR-BENIN"** la mise en œuvre des dispositions proactives de prévention du cancer, du feu **Professeur André GERNEZ**, exécutables quelques jours par mois, pour chaque nouvelle année de vie. Lesquelles dispositions s'inscrivent parfaitement dans un protocole global de prévention du cancer, et de toutes autres maladies invalidantes, voire dégénératives comme **les maladies cardiovasculaires, le diabète, la goutte, les arthroses, la polyarthrite rhumatoïde, les phlébites, l'asthme, les hémorroïdes, etc.**

Même si vous avez été déjà diagnostiqué porteur d'un cancer, alors, comme il a été dit plus haut, surtout pas de panique.

Le cancer, un Ami qui vient nous transmettre un message mal compris, de la plus haute importance, sur notre santé!

Tous les praticiens de la santé ne me démentiront pas, si j'affirme que **la maladie nommée CANCER**, fait d'énormes ravages funestes dans la population de la planète **TERRE**; et singulièrement chez nous au **BENIN, aucune famille ne lui échappe**. Un cas au moins de cancer, se rencontre dans presque chaque famille de notre pays.

Cancer du sein, cancer de la prostate, cancer colorectal, cancer du col de l'utérus, cancer de l'endomètre, cancer du foie, cancer du pancréas, cancer de l'œsophage, cancer de la langue, cancer de la vessie, cancer du cerveau, cancer du sang ou leucémie, cancer de la peau, etc.

Tous les organes sont susceptibles, un jour d'être affectés par un cancer. Car la cause fondamentale qui favorise la survenue du cancer chez une personne est unique : **l'acidité générale et massive du terrain.**

Le cancer ne survient pas au hasard chez une personne. **Mais c'est chacun, qui amène les cellules cancéreuses à maturité, en les nourrissant en toute inconscience parfois, et majoritairement en toute ignorance**. Nous sommes tous nés avec quelques rares cellules cancéreuses à l'état embryonnaire, donc non pathogènes. Ainsi, le nourrisson qui nait aujourd'hui a déjà en lui, dans ses entrailles, des cellules cancéreuses, immatures à l'état embryonnaire.

Mais tout le monde ne fera pas la maladie nommée cancer. **Ce sont quelques individus, par leur alimentation et leur mode de vie délétères, qui amèneront ces sacrées cellules cancéreuses, de l'état embryonnaire qu'elles sont à notre naissance, à maturité en les nourrissant royalement,** avec:

- **Les sucres et tous les aliments et boissons sucrés** que nous dégustons gaiement toute notre vie, les sucrettes (Aspartam ou Candérel, etc)

- **Les déchets provenant de notre alimentation** constituée essentiellement de plats de cuidités, de fritures, de pain et de tous les dérivés de blé, biscuits, bonbons et autres chewing gum, de poisson braisé, de viande rouge;

- **Les mucus provenant de la décomposition du lait de vache,** consommé sous différentes formes (lait entier, lait écrémé, fromage, gâteaux, etc) ;

- Les radiations provenant de notre four à micro-ondes, ou les vapeurs nocives invisibles des poêles de cuisine antiadhésives ;

- Tous les plats réchauffés que nous consommons le lendemain avec délectation comme les ''wokoli'' ou pâte de maïs du lendemain chez nous au BENIN, etc ;

- Les additifs, colorants, conservateurs et divers produits chimiques de notre alimentation et de notre environnement;

- Les stress de notre vie professionnelle, tout et ceux de notre vie de famille (les émotions enfouies dans notre subconscient, et qui referont surface de nombreuses années plus tard sous la forme d'un cancer, la perte de son emploi que l'on vit comme un véritable drame, les douleurs émotionnelles découlant de la perte d'un être cher etc) ;

- Les hépatites B ou C peuvent générer une cirrhose ou un cancer du foie. Elles ne sont que l'expression évidente d'une forte congestion du foie par des toxines médicamenteuses, environnementales ou alimentaires comme les purines qui sont des substances putrides provenant de la putréfaction des protéines animales.

Mais quel est donc le message que veut nous transmettre le CANCER ?

Le message du cancer est des plus simples :

''Ton corps est des plus acides. Ton alimentation et ton mode de vie, radicalement délétères, favorisent la dégénérescence de ton corps à très court terme. Si tu veux continuer à vivre, alors cesse d'acidifier ton organisme, et assures-toi du bon fonctionnement de tes organes émonctoires (les organes de la voirie de ton corps)''.

Mais ce message, ainsi décrypté, doit être exploité à bon escient. **Mais la médecine moderne ne peut le faire pour des raisons dogmatiques.**

Le paradigme pasteurien qui sert de fondement à toutes les thérapies symptomatiques de la médecine moderne, considère la bactérie, le virus **ou tout simplement le microbe comme un ennemi à abattre** à tout prix, même au détriment de la vie du patient dans le cas du cancer (protocole qui va en droite ligne contre le **''none nocere''**- ne pas nuire - contenu dans **le serment d'Hippocrate,**

auquel sont assujettis tous les médecins à la fin de leur formation), que l'on traite par la chimiothérapie, la chirurgie, la radiothérapie ou même la laserothérapie qui sont toutes, des thérapies foncièrement acidifiantes pour une maladie déjà caractérisée par son potentiel d'hydrogène très acide, dans un terrain fondamentalement acide !

Mais avant de nous lancer dans la présentation des solutions possibles qui découlent du message de notre Ami qu'est le cancer, **découvrons la Courbe de Collins**, sur l'évolution d'une cellule cancéreuse en tumeur mortelle.

La Courbe de Collins et les étapes de la cancérisation découvertes en 1956 aux Etats Unis

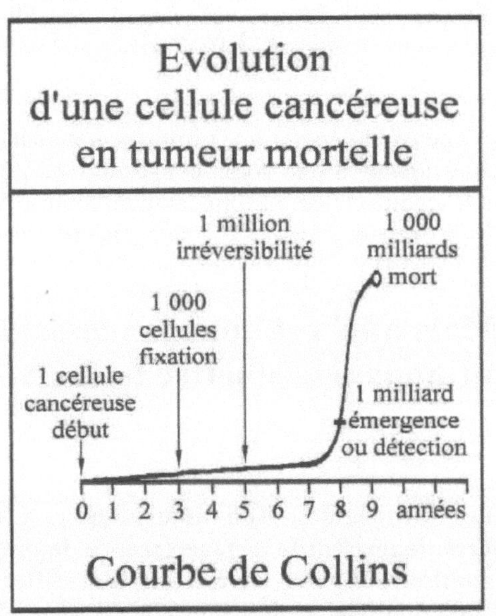

Source : Pour une politique publique de prévention active des cancers
Les propositions du **Dr André GERNEZ** sous les plumes:

du **Docteur Jean-Claude Meuriot**
Médecin inspecteur général de Santé Publique honoraire

et **du Docteur Jacques LACAZE**
Diplômé de cancérologie

La dynamique cancéreuse est connue depuis **Collins en 1956,** qui l'a établie, et tous les auteurs sont d'accord avec lui.

Toute première cellule cancéreuse se divise dans l'année qui suit sa naissance, quatre fois pour la majorité des cas. Cela veut dire qu'à la fin de la première année de son évolution, la masse est de 16 cellules, 256 à la fin de la deuxième année et ainsi de suite.

Suivons la croissance du cancer au cours des années, en notant quatre chiffres dont nous verrons l'importance :

- **1000 cellules cancéreuses pour la fixation de la maladie cancéreuse**, vieille de 03 ans (dépistage précoce impossible);

- **1 MILLION de cellules cancéreuses pour induire l'irréversibilité de la pathologie cancéreuse** évoluant depuis 05 ans à bas bruit, mais pratiquement indétectable (dépistage précoce impossible);

- **1 MILLIARD de cellules cancéreuses consacrant l'émergence de la tumeur** évoluant depuis 08 ans, **ou de la détection d'un nodule de 1 gramme,** avec 1cm de diamètre seulement rendant le dépistage précoce réalisable par palpation, échographie, ou par mammographie ;

- **1000 MILLIARDS de cellules cancéreuses consacrant le stade final de la maladie cancéreuse** évoluant seulement depuis 09 ans, pour une masse tumorale d'un kilogramme de cellules cancéreuses (masse de cellules cancéreuses radicalement insupportable par tout organisme vivant humain) ce qui induit la mort à très brève échéance de la patiente ou du patient.

Nos observations

Quand on reporte ces chiffres sur un graphique, on obtient la courbe dite **« Courbe de COLLINS »** (du nom du chercheur états-unien **qui constata en 1956** que l'évolution du cancer s'effectuait **suivant une progression géométrique, donc exponentielle)**, qui traduit la dynamique de la croissance du cancer.

Le cancer atteint une masse de **1 milliard de cellules (c'est-à-dire 1 gramme ou 1 cm de diamètre)** vers la **8ème année de son évolution. Cette taille de 1 cm est la taille à partir de laquelle un cancer est décelable à la palpation ou à l'échographie ou à la mammographie.** *En dessous de cette taille, le diagnostic est* *très difficile – même avec les moyens actuels d'imagerie médicale – voire impossible.*

Pendant toutes ces années de début d'évolution, **il est ignoré**, et ne se traduit par aucun trouble, ou par quelques signes peu évocateurs. Les examens biologiques et d'imagerie médicale classiques ne révèlent rien. Le porteur n'en est pas conscient et le médecin ne peut le déceler, **et pourtant la maladie cancéreuse évolue sournoisement, à bas bruit dans vos entrailles, foncièrement acides**.

Et pendant tout ce temps-là, on ne fait rien..., et le pire de tout est que l'on fait tourner en rond, par des assurances fantaisistes, le patient qui s'inquiète et qui vient plusieurs fois en consultation:

- pour des sensations diffuses qu'il ne s'explique pas dans son organisme,
- pour une masse à peine visible,
- pour une lourdeur diffuse,
- pour une rondeur des seins que l'on ne comprend pas,
- pour une souplesse dans la masse du sein radicalement différente.

Et pourtant, aucune prescription véritable. T**rès souvent, votre médecin vous rétorque que tout se passe dans votre tête, allez-y comprendre quelque chose!**

À la lumière de l'analyse des étapes de la cancérisation, **la détection précoce du cancer s'avère insuffisante**. Le stade de détection **(1 milliard de cellules)** est bien trop éloigné du seuil d'irréversibilité (1 million de cellules). **Il est possible d'agir bien avant : c'est le principe de prévention active telle qu'elle est proposée par le Docteur Gernez.** Et il s'agit bien d'intervenir **AVANT** le stade de diagnostic clinique, **comme il en avait eu l'intuition en 1949.**
Source : http://blogs.mediapart.fr/blog/nunavuk-anuri/040812/un-protocole-different-contre-le-cancer

Quand il est décelé, donc décelable, le cancer a donc évolué, sans qu'on ait rien fait pour le détruire, pendant une très longue période **(8 ans pour le cancer du sein, 11 ans pour le cancer du poumon, 15 ans pour les sarcomes, etc ... que c'est vraiment dommage!)**

Que de temps perdu quand on considère que plus précocement le cancer est attaqué, en affamant toutes les cellules cancéreuses grâce à un changement de votre comportement nutritionnel, plus grandes seront les chances de les neutraliser, et plus facile est cette destruction. »

Comment expliquer cette nonchalance coupable de la médecine moderne, dans l'actualisation de toutes les nouvelles connaissances dans la prévention proactive précoce de la maturation des cellules cancéreuses afin que plus aucun patient ne se voit condamner de manière rédhibitoire à une mort certaine à très brève échéance pour cause de cancer?

Pour vous rassurer je veux vous confirmer comme le fait si bien **Michel DOGNA** dans sa Communication intitulée Le droit à ''l'information sur le cancer'' consultable sur le lien : http://www.micheldogna.fr/info-cancer.html a déclaré:

« Oui, il y a des milliers de cancéreux qui guérissent « illégalement » hors du système à menu unique en prenant totalement en charge leur destin plutôt que de se contenter de le déléguer aux mains de services publics gratuits étant tenus de moyens mais non de résultats.

En outre, contrairement à la médecine officielle (seule politiquement correcte), il convient toujours de rechercher la cause réelle du mal et d'essayer d'y remédier **(l'acidité chronique de notre terrain)**.

Ne pas accepter de revoir son alimentation de A à Z, c'est se priver de 75 chances sur 100 de guérison.

Ne pas traiter la blessure psychique initiale enfouie et non verbalisée revient à laisser en place les braises après avoir éteint un feu.

Continuer de s'engouffrer dans sa voiture, et d'enclencher systématiquement la climatisation tout en gardant les vitres fermées, en oubliant de pré aérer l'habitacle sur 10 à 15 minutes au moins, avec la mise en route de la climatisation, afin d'évacuer vers l'extérieur, toutes les vapeurs nocives, fortement cancérigènes des revêtements internes de votre voiture, tout en conservant la climatisation en marche.

- **Croire que sur-empoisonner gravement (par la chimiothérapie),** un organisme lorsqu'il est déjà malade d'intoxication, est pour le moins illogique.

- **Croire que l'on a tout essayé parce qu'on a été une victime docile des campagnes officielles de désinformation,** est une impasse fatale. »

"Si les gens du peuple laissent le gouvernement décider quelle nourriture ils doivent manger et quels remèdes ils doivent prendre, leurs corps seront bientôt

dans le même déplorable état que les âmes de ceux qui vivent sous la tyrannie." - Thomas Jefferson, Ancien Président des Etats-Unis d'Amérique –

Pourquoi ne pas inviter chacun de nous à adhérer aux dispositions proactives de prévention développées par le **Professeur André GERNEZ** ?

Le **Professeur André GERNEZ** n'a de cesse de marteler « **que nous devons tous vivre comme si nous allons faire un cancer demain** ».

Alors il ne nous reste plus qu'à nous approprier les conclusions de la présente plaquette, **en venant nous consulter dans notre ONG à Calavi, pour changer de comportements nutritionnels afin de sortir du système dominant de la culture de la maladie en toute ignorance et en toute inconscience véritablement coupable !**

Pour vous qui habitez hors du BENIN, soyez bien aimable de nous contacter, pour connaitre les dispositions pratiques que nous avons mises en place pour votre prise en charge, même à distance.

Conduite à tenir

Je peux dire que les leçons à retenir de la présente Communication peuvent se classer en quatre grands chapitres :

- 1 : Le cancer est véritablement un Ami, puisqu'il ne survient pas subitement dans l'organisme de l'homme. Pour le cancer du sein par exemple il met près de huit années à évoluer, nous donnant bien sûr le temps matériel de changer d'alimentation et de mode de vie, afin de le neutraliser bien avant la phase de son irréversibilité dans la cinquième année de son évolution.

- 2 : Le cancer malgré tout, reste et demeure une très grave maladie, qu'il faut aborder avec le plus grand sérieux, car la prise en charge du cancer se fait sur la durée. Avec la survenue du cancer, on ne peut plus se considérer comme étant le même homme ou la même femme qu'avant le cancer.

- 3 : Les traitements conventionnels n'offrent aucune garantie d'efficacité, à peine 2% de succès pour certains cancers, comme les cancers du sein pour une durée de vie inférieure à cinq ans après le traitement ; contre zéro pour cent de succès dans les cas de cancer du foie, du pancréas.

- 4 : L'unique espoir de survie, suite à une bonne rémission ne se rencontre que dans l'acceptation de la modification radicale et complète de son alimentation et de son mode de vie, afin d'être en totale harmonie avec notre programme biogénique, de manière à ce que **la loi de l'homéostasie puisse s'opérer en profondeur en nous,** pour le plus grand bénéfice de notre santé. Pour atteindre ce résultat spectaculaire, le temps ne se compte pas, car le cancer n'est pas un mal de tête, n'est pas un paludisme, ni une simple diarrhée que l'on peut réussir à traiter en quelques heures, si non en quelques jours !

Laissez-moi vous donner, ci-dessous et en avant-première dans ce Guide de Santé quelques informations fort utiles dans le domaine des dispositions proactives de prévention/neutralisation contre la survenue de tous les cancers.

Le Tandem surpuissant Chimio/Jeûne intermittent, qui potentialise la chimiothérapie contre les cellules cancéreuses tout en épargnant les cellules saines

Quelle que soit la raison, votre médecin traitant peut vous soumettre à des séances de chimiothérapie. Il s'agit là d'un protocole très lourd, mais grave de conséquence pour la santé ou la survie du patient.

Devant cette thérapie de la médecine allopathique moderne, je voudrais dire à tous les patients, devant subir des séances de chimiothérapie, que le biologiste Italien, Walter LONGO, en service aux USA, a récemment découvert la faisabilité d'une fantastique association qui fait merveille.

De quelle association s'agit-il ?

Il s'agit d'un tandem entre deux médecines que tout oppose par leurs natures respectives, la Médecine moderne et la Diététique Holistique à travers le jeûne intermittent.

Le **Dr Walter LONGO** a réussi à démontrer tous les bienfaits, voire **l'efficacité du Tandem Jeûne de 4 heures chrono en amont de toute séance de chimiothérapie**.

Ce jeûne amène l'organisme de tous les patients, quel que soit leur cancer, en situation d'acidose sanguine, du fait de la suppression de tous les glucides de l'alimentation du patient pendant 48 heures chrono, avant toute séance de Chimiothérapie.

Du fait de ce jeûne, les cellules saines des patients se mettent en mode survie, et ne reçoivent aucun effet délétère de la chimiothérapie, et se comportent comme si elles sont naturellement protégées des effets secondaire de toute chimiothérapie, tandis que les effets de neutralisation des cellules cancéreuses se trouvent potentialisés par le même jeûne de 48 heures chrono.

La plupart des oncologues ne connaissent pas encore les résultats des recherches du **Dr Walter LONGO**, ou bin ils ne lui accordent aucune importance.

Seuls les patients informés, en font la demande auprès de leurs oncologues, qui ne pouvant leur opposer aucune contre indiction, leur répondent généralement de faire comme ils le désirent, sans aucun signe approbateur véritable, car ils n'en mesurent généralement pas l'importance.

Les patients qui ont entendu parler des ravages des séances de chimiothérapie, sont émerveillés par les résultats de ce tandem Jeûne intermittent de 48 heures chrono avant toutes séances de chimio. Ils en sortent très peu affaiblis, bien en forme même pour faire n'importe quel travail.

Je vous laisse ci-dessous les références de l'une des petites vidéos traduites en français, réalisées par le DrWalter LONGO avec une de ses patientes, un magistrat des USA.

Sur YouTube : Woupwap jeûne : cancer et jeûne de Walter LONGO

Tout ceci ne constitue nullement pas une ordonnance, ni une prescription médicale, mais tout simplement une information à l'attention de tout le monde, patients ou non.

Seul votre médecin traitant est qualifié pour vous prescrire un traitement.

Conclusion

Tous ceux qui guérissent véritablement de leurs cancers, quel qu'ils soient, connaissent toujours une bonne rémission, suite à leur prise en charge par les thérapies alternatives des médecines douces dont nous sommes membres. Que plus personne ne se laissent plus piéger par une docilité absolue aux protocoles officiels qui ne vous laissent aucune chance de survie.

N'oubliez jamais le fameux cri de rage du feu **Professeur André GERNEZ** qui n'a de cesse de marteler « **que nous devons tous vivre comme si nous allons faire un cancer demain** ».

Et **le Professeur Henri JOYEUX** de dire « **qu'il ne boira du lait et qu'il ne dégustera un yaourt que s'il est sûr de mourir demain !** »

Le traitement naturel du cancer est bien réalisable s'il est démarré au moment ou le ou la patient(e) jouit encore d'une grande vitalité, et dans la limite ou le ou la patient(e) se soumet avec détermination et joie à toutes les phases de notre protocole. Tout traitement d'un cancer prend du temps, et coûte beaucoup d'argent, sans jamais atteindre le coût du traitement conventionnel, avec ses 97% d'échec.

Prévenir le cancer est la meilleure des solutions. C'est pour cela que nous invitons toutes les personnes qui jouissent présentement d'une excellente santé, à s'approprier le cri de rage du Professeur André GERNEZ cité supra, plutôt que de mener une vie bon vivant sans aucun lendemain.

La vérité est que toute maladie a **un message important** à nous transmettre, à travers ses symptômes, que nous devons **apprendre à décoder**.

Dans le cas du **cancer** le message est de toute évidence le suivant :

Tu dois impérativement au plus vite changer :

- **Ton comportement nutritionnel,** en privilégiant les crudités apprêtées et consommées à la manière holistique ;

- **Ton mode de vie sédentaire** en choisissant de faire des exercices d'entretien de ton corps physique au quotidien, 30 minutes au moins tous les jours ;

- **Mieux te faire pénétrer par les rayons bienfaisant du soleil** le matin jusqu'à 09 H 30, ou les après-midi de 17 H 00 à 17 H 30 dans le but de faire le plein en Vitamine D naturelle, qui est exceptionnelle pour la défense de ton corps contre le cancer et ainsi agir activement pour le renforcement de tes défenses immunitaires,

- **Apporter des modifications déterminantes à ta manière de gérer tes émotions et ton mental**, tout en essayant de vivre dans ce domaine comme de tous petits enfants en évitant de tout refouler à l'intérieur de toi-même. En effet, les grandes détresses émotionnelles que tu inhibes en toi, pour socialement bien tenir dans ton rôle d'adulte, sont souvent des poisons mortels qui réapparaissent de nombreuses années plus tard sous la forme d'un cancer que la médecine conventionnelle ne sait malheureusement pas du tout guérir.

- **Apprendre à bien respirer afin d'utiliser la pleine capacité de tes poumons pour inonder ton organisme en oxygène**, le plus naturellement possible, par des promenades en grand air dans les bois, et profiter pleinement de la marche, pieds nus dans l'herbe mouillée par la rosée du matin, ou dans le sable tiédi par les rayons du soleil couchant ;

- **et surtout éviter de continuer à t'empoisonner l'organisme avec des médicaments chimiques à foison pour de tous petits bobos**, car le cancer ou toute maladie non transmissible et/ou dégénérative est bien la résultante d'un encrassement du corps par des toxines de toutes sortes (médicamenteuses, alimentaires, environnementales, mentales, émotionnelles, spirituelles etc) comme les perturbateurs endocriniens par exemple, mais qui passent souvent inaperçus, hélas parce qu'ils sont si bien dissimulés par les industriels dans tous ces petites choses qui rendent notre vie de tous les jours plus gaie, et plus conviviales comme les parfums, les désodorisants, les crèmes de corps, les shampoings, les rouges ou les noirs à lèvres, les fly-tox, les insecticides de maison, les chewing-gums, les bonbons, etc.

Oui, **le Cancer se guérit bel et bien naturellement ! A la condition indispensable de s'y prendre assez tôt.** Le temps perdu à hésiter, à ne pas savoir exactement ce qu'il faut faire, le temps passé dans les hôpitaux à suivre une thérapie véritablement hypothétique, sont fatalement dommageable dans la prise en charge nutritionnelle.

Le Cancer, une très grave acidose, ne survient que dans des tissus fortement acides, c'est cela la triste vérité que nous cachent tous les médecins de la médecine conventionnelle depuis si longtemps, tout simplement parce qu'ils n'ont aucun traitement véritable contre le cancer.

Ils ne savent pas mettre le corps des malades du cancer **en acidose sanguine sur la durée.** Or voilà que c'est en réalisant cette alchimie de réactions chimiques naturelles dans l'organisme de tous ceux qui sont atteints de cancer, que l'on arrive à les sauver, pour obtenir :

- l'arrêt de la prolifération excessive de toutes les cellules cancéreuses, et partant,
- leur neutralisation **(parce que, aucune cellule cancéreuse ne peut survivre dans un milieu alcalin, riche en oxygène)** constatée par la réduction du volume de la tumeur, voir sa disparition totale de celle-ci.

Toute ablation de glande, toute exérèse de nodule, toute chimiothérapie voire toute radiothérapie, sont des pis-aller, puisque la condition première qui a facilité la survenue et la maturation du cancer, qui est l'acidité chronique des tissus du malade du cancer, n'a pas été éliminée.

Vaincre l'acidité excessive des tissus, c'est vaincre le cancer !

Prendre individuellement au plus tôt, les dispositions proactives de prévention est la meilleure des solutions, étant donné que nous sommes tous de virtuels cancéreux. Ce faisant, le cancer et toutes les autres très graves maladies dégénératives, ne surviendront jamais dans votre vie.

Une maladie d'origine nutritionnelle, ne peut véritablement se soigner que par des thérapies nutritionnelles, et le cancer est à près de 60% une véritable maladie nutritionnelle. Il relève plus précisément de la congestion de nos tissus par des déchets métaboliques qui acidifient dangereusement tous nos tissus biologiques

Et puis, c'est chacun qui doit se prendre véritablement en charge.

C'est aussi le cas de **l'Hypertension artérielle, du diabète, de l'obésité, des arthroses, des hépatites, de la goutte, des arthroses, etc... qui sont toutes des acidoses chroniques, qui peuvent tout naturellement être prises en charge dans le cadre d'une approche nutritionnelle, doublée de la supplémentation en micronutriments cellulaires essentiels.**

« La maladie est de la compétence indiscutable et exclusive des médecins, tandis **que la santé est de la responsabilité incontournable et non négociable de chaque individu au**

quotidien, à travers tout ce qu'il mange, ce qu'il boit et la qualité de son milieu de vie ». Cossi Paul AKOGBEKAN

"La longévité n'est désirable que
si elle prolonge la jeunesse
et non pas la vieillesse."
- **Alexis Carrel** -
Prix Nobel de médecine

«Certainement l'acide est-il
le plus nuisible des différents états
pouvant exister dans les humeurs.»
- **Hippocrate** –

"Vous pouvez attribuer chaque maladie ...
et chaque affection à une déficience minérale."
- **Docteur Linus Pauling** -
Trois Prix Nobel

« La folie est de toujours se comporter
de la même manière et de s'attendre à un résultat différent ».
Albert Einstein

La mise en acidose sanguine est la clef de la guérison de tous les cancers. Il s'agit là, d'une vérité que nul ne peut contredire.

Mais la médecine conventionnelle ne sait pas la réaliser, tout simplement parce que les médecins ne l'ont pas apprise dans leur cursus en faculté de médecine. Si non comment comprendre qu'ils veuillent ne traiter les cancers qui sont des acidoses sévères et chroniques qu'avec de dangereuses thérapies fortement acidifiantes qui ne laissent aucune chance de survie à leurs patients:

- La chimiothérapie qui est fortement acidifiante pour les tissus, tout en neutralisant tous les tissus par des poisons chimiques hautement mortels ?

- La chirurgie qui ne l'est pas moins ?

- La radiothérapie qui non seulement acidifie, mais brûle et neutralise tous les tissus sans distinction aucune, tout en précipitant la survenue de la mort du patient?

Comment qualifier donc, ce comportement très peu scientifique voire irrationnel des médecins de la médecine conventionnelle qui consiste à traiter une véritable acidose nommée Cancer, rien qu'avec des thérapies fondamentalement et radicalement acidifiantes qui sont par essence mortelles, en oubliant l'acidité chronique du terrain qui est véritablement la MALADIE, donc l'unique facteur favorisant la survenue des symptômes que sont tous les cancers?

PS.: **Mon Guide de santé**, est la plus complète de toutes nos publications sur la santé. Vous pouvez nous contacter si vous le souhaitez, pour recevoir des informations complémentaires :

- par email : **ongcesarbenin@yahoo.fr** ou
- par téléphone **: +229 97 81 57 66** ou
- par WhatsApp au : **+229 95 79 29 93**

Afin d'obtenir le plus possible d'informations sur la conduite à tenir, devant la survenue d'un cancer ou de toutes autres graves maladies, sévères ou chroniques bien sûr, en complément du traitement déjà prescrit par votre médecin traitant, unique responsable de votre prise en charge médicale.

Table des matières

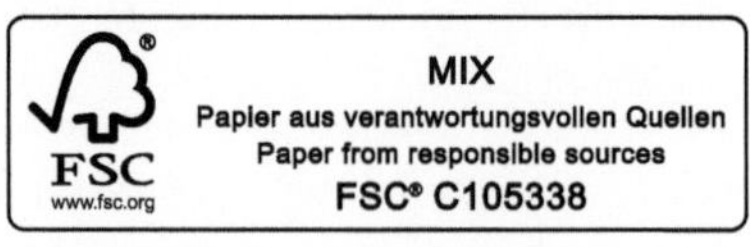

Printed by Books on Demand GmbH, Norderstedt / Germany